现代人看中药

曹军　冯清◇编著

U0206242

中国健康传媒集团
中国医药科技出版社

内 容 提 要

　　本书是一本介绍中药的科普书籍，是《现代人看中医》的姊妹篇。作者站在对中医中药感兴趣的非专业人士立场上，就他们可能提出的问题，对中药的分类进行新的编排和介绍，以便他们能够尽快地理解和接受中药知识。本书适合对中医中药感兴趣的普通大众阅读。

图书在版编目（CIP）数据

　　现代人看中药 / 曹军，冯清编著 . — 北京：中国医药科技出版社，2022.5

　　ISBN 978-7-5214-3101-8

　　Ⅰ . ①现… 　Ⅱ . ①曹… ②冯… 　Ⅲ . ①中药学—基本知识
Ⅳ . ① R28

　　中国版本图书馆 CIP 数据核字（2022）第 039783 号

美术编辑　　陈君杞
版式设计　　也　在

出版　**中国健康传媒集团** | 中国医药科技出版社
地址　北京市海淀区文慧园北路甲 22 号
邮编　100082
电话　发行：010-62227427　邮购：010-62236938
网址　www.cmstp.com
规格　880×1230mm $^{1}/_{32}$
印张　8 $^{3}/_{4}$
字数　154 千字
版次　2022 年 5 月第 1 版
印次　2023 年 2 月第 2 次印刷
印刷　三河市万龙印装有限公司
经销　全国各地新华书店
书号　ISBN 978-7-5214-3101-8
定价　**35.00 元**

获取新书信息、投稿、为图书纠错，请扫码联系我们。

前　言

　　2019 年习近平总书记对中医药工作作出重要指示，指出："中医药学包含着中华民族几千年的健康养生理念及其实践经验，是中华文明的一个瑰宝，凝聚着中国人民和中华民族的博大智慧。新中国成立以来，我国中医药事业取得显著成就，为增进人民健康作出了重要贡献。"

　　经过上千年的文化熏陶，大部分中国人很早就知道有"中药"这个词。但是距离让大众真正了解中医中药，真正完全普及中医中药还有一段路要走。

　　如今日本、韩国已有比较成熟的中药标准化规范，有较为完善的检测标准，在中药制作方法上有很多值得我们学习的地方。西方人看中药，首先会肯定它是天然的（前提是农药、化肥残留不超标），很多西方人还是崇尚天然药物的。

虽然有一小部分中药含有毒性，但经过炮制，其毒性大多可以减轻或消失，不仅对人体没有伤害，而且能治病。中医和西医都有"以毒攻毒"的说法。比如西医中的顺势疗法，就是利用植物或动物中的小毒来激发人体自身免疫系统，疫苗注射、脱敏试验就是顺势疗法原理在西医中的运用。

目前，针灸的疗效已得到世界卫生组织（WHO）的认可，针灸治疗费用已经普遍纳入了各国的社会医疗保险报销范畴，这对于弘扬中医文化不啻是件好事，可以趁热打铁，继续向大众普及中药常识。在抗击21世纪的新冠病毒疫情中，中医中药发挥了西医无法替代的作用，使得越来越多的外国人对于中药也开始产生了浓厚的兴趣。

《黄帝内经》讲："人生于地，悬命于天，天地合气，命之曰人。"通俗来理解就是，人活一口气，气聚人活，气散人去。判别生死，最简单的方法就是把手贴在鼻子上看是否还有气，呼吸停止是死亡的最直接征象。中医认为，人气实际上是天气和地气之和，这就是中医的天地人整体论，天地人合一。

天有四季，即春、夏、秋、冬，实际上是五季，即春、夏、长夏、秋、冬。从数伏开始到立秋，中医理论上独设一个长夏。长夏就是我们俗称的桑拿天，几乎没有风，空气中弥漫着潮气，皮肤感觉很不舒服，北方况且如此，就更别说南方了。自然界中有六种"歪风邪气"，中医称为六淫，分别是风、暑、湿、燥、寒、火，对应春、夏、长夏、秋、冬（其中暑与火同对应夏），分别对应人体五脏之肝、心、脾、肺、肾。春季人们容易头痛、眼睛红涩等，这些都是由于风邪伤了肝，导致肝风内动。夏季人们容易口舌生疮、牙痛等，这些都是由于暑邪伤了心，导致心火上炎。另外在长夏季节，人们容易脾湿厌食，长湿疹，在秋季容易秋燥肺咳，在冬季，肾寒易感，人们常常感受风寒，患感冒发烧，这些都是"季节病"，是中医总结出来的客观规律。这些六淫之邪通常通过侵袭人体的特定部位如头、口鼻、肩背、前胸、肚脐、二阴、足等使人致病，所以人们通过戴帽子、口罩，穿坎肩、背心、短裤和袜子来遮挡人体的薄弱处，预防疾病。不仅外在，内衣内裤和袜子都有一定的防护功能，使人们少得病。女孩子为了臭美，暴露肚脐眼（神阙穴），实在有害健康。自然界中的"歪风邪气"无孔不入，容易侵袭人体，伤及五脏之气，诱发诸多疾病。

地有地气，土地上能生长出各种作物，如粮食、果蔬等。其中中药就凝聚了大自然扶正祛邪的天然"法力"，帮助肠道菌群和人体五脏及细胞构建各种免疫屏障，抵御一些"歪风邪气"的侵袭。广义上讲，地气存在于地面上的各种植物、动物和矿物中。动物入药，又被称为"血肉有情之品"。人类的许多疾病都可以通过自然界生长的各种作物，包括中药得到有效治疗，因此作为回报，人类更应当好好地爱护环境，爱护中医中药，使得它们能继续发扬光大，造福人类，绵延子嗣，千秋万代。

曹军　冯清

2021 年 9 月

目录

18 第三章
中药的分类及作用

195 ｜ 第四章
常见疾病与中医治疗对策

203 ｜ 第五章
现代人对于中药服用等的常见问题

第一章

有病吃药天经地义

人得了病首先想到的是吃药，俗话说："有病吃药，天经地义。"老虎等动物受了伤，也知道钻进树林，在某些特定的有药性的植物上蹭来蹭去来治病。随着医保政策的不断完善，越来越多的人能够享受到高质量的医疗服务，能够对中药、西药有一定的了解成为急需普及的事情。

一、了解西药

西药在英文中统称为 medicine，也可称为 drug，而英文的 pill 则是指药丸。中药在英文中统称 herb。两者其实都是指植物，指晾干用于治病的草类植物。很多植物的果实，包括叶子、根茎等都可以熬水治病。从历史来看，中药比西药的历史更悠久。19 世纪西方的化学科技形成工业化，人们试图通过分离、提纯、混合、浓缩、结晶等工艺，从植物中得到"精品"，如同屠呦呦团队提炼的专治疟原虫的青蒿素一样，青蒿素就是从经典中药青蒿中提取而来的。从根本上讲它们已经是西药，不再是中药了。最早的西药是从镇痛药开始的，为的是解除病痛，比如从吗啡和罂粟中提炼止痛药，以至于后来英文中的"drug"一词亦演绎成专指毒品。

从规模和数量上讲，现代大多数西药为化学制剂，也有少部分为生物制剂和血液制剂。西药的里程碑为1928年英国医学家弗莱明偶然发现青霉素。这种抗生素通过化工合成的方法被工业化应用，开创了西药的新世纪。的确，青霉素治疗细菌性感染有奇效，使得西医在第二次世界大战期间大显身手，彻底地扬眉吐气。弗莱明本人也为此在1945年获得了诺贝尔生理学和医学奖。

在抗生素发明之前，西医对于流行性脑膜炎、肺炎、败血症等也是一筹莫展。曾几何时，遇到高烧不退，也是靠放血治疗。美国开国元勋、首任总统华盛顿就是因为不慎放血过多而死亡的。古时候西方放血疗法是在理发馆完成的，以至于现在许多理发馆的招牌还是红线与蓝线缠绕的旋转灯，红线代表动脉，蓝线代表静脉。中医放血一般在大椎穴处和十个手指的指尖处，即十宣穴少量放血，高热会迅速退却，治疗很多危重症患者有起死回生之效。

中西药的特点如下。

（1）西药包括化学药品、生物药、血液制品，以单一成分为主，也有复方制剂。

（2）西药作用单一、明确，降压药只是降压，当然也可能有其他作用，如阿司匹林为解热镇痛药，还有消炎作用，用于治疗感冒发烧、类风湿关节炎、风湿性关节炎，有止痛作用，但破坏血小板凝聚是它的一个不良反应。现在随着人们生活质量的提高，心脑血管病成为主要杀手，而血小板的凝集会造成血管的阻塞，它的这一不良反应反倒成了一个主要功效了。

（3）西药的疗效确定，不良反应也很明确。

中药包括植物药、矿物药、动物药，成分复杂，仅单一的一味药也可能含有几十种成分，功能较多，可以治疗多种疾病。

西药开发的主要功能因受西医影响，要的就是对抗、打倒和压制，所以，有些人认为，西医学从本质上讲是对抗医学。西医学认为许多疾病是由病原体（如细菌、真菌、放线菌属）引起的，通过对应的如抗生素等治疗，疾病即可消除。然而，世界上存在很多无法找到对应抗体的病原体，比如新冠病毒，无有效的抗病毒药物，这种情况下还得靠疫苗（即灭活的病毒）去激活人体自带的"万能抗生素"（人体免疫系统），辅助其他一些对症治疗来救命。

社会上流传一种经典的说法，即西医治病最常用的就是"三素一滴"：三素是抗生素、激素和维生素，一滴就是点滴，通过静脉点滴直接给药，见效快。因此，学好"三素一滴"是每个西医大夫的基本功。

二、认识中药

中药的英文名称是 Chinese herbs，直译就是中国的草药。其实中草药中也有少数是从国外传来的品种，可谓是兼容并蓄。

中药主要是植物，另外还有动物，以及水里、土里的矿物质和贝壳类海产品，甚至包括碳化物和动物粪便。动物药从疗效上看比植物药功效更峻猛，以血肉补血肉，故又被称为"血肉有情之品"。

中医学是平衡医学。中药通过补益与祛邪达到维持人体阴阳平衡、治疗疾病的目的。阴阳平衡即阴平阳秘。中医认为只要阴阳平衡，守正祛邪，身体就可以自发地抵御外敌。中医强调"正气存内，邪不可干"，靠的就是调动人体的免疫系统。在席卷全球的新冠肺炎疫情中，中医药以其独特的优势和疗效在疾病的预防和治疗中发挥了重要的作用，为保护我国人民的身体健康作出了重大贡献。

早在 2000 多年前，中医就已经形成了近乎完整的理论体系。那时世界上没有多少国家，有些人种还生活在树上，更不可能有系统的医疗理论。但是中医讲的阴阳平衡是完全符合人体三个大系统平衡要求的。只有人体方方面面的阴阳都平衡了，人体的正气和免疫系统才能发挥作用，才能抵御外邪的侵扰，清除体内"垃圾"，如血栓、坏死细胞等。可见，中医在理论和实践上都有一定的优越性。

中医理论认为人体主要通过汗、吐、下祛除外邪，实现机体平衡。外邪致病多为实证，内伤久病，阴阳耗损，则多为虚证，或为虚实错杂证。

中医治疗实证的原则是"实则泻之"，治疗虚证的原则是"虚则补之"，对于寒凉证候要采用温热的药，正所谓"寒则热之"，对于温热证候要采取"热则寒之"，合情合理。中医的寒与凉、温与热性质相同，只是有程度差别，古人没有仪器，无法对程度定量。

总之，传统中医的检查，就是查外因与内因两个方面。如果是体内"营养"不足，造成脏腑不能充分发挥作用的虚证，就应当补充"营养"。但是这个"营养"不是西医的营养素，而是中医的气血津液。肾为先天之本，蕴藏元阴、元阳，为水火之脏；脾为后天之本，为气血生化之源。脾肾二脏在气血津液的生成中发挥重要作用。中医认为人体的虚证主要有气虚、血虚、阴虚和阳虚四类形态。气属于阳，血属于阴。有人会问，既然如此，又何必分成四类，只分阴虚和阳虚就够了。其实不然，气虚的人不一定怕冷，阳虚的人除了有气虚的症状外还会怕冷，两者都表现为懒言少语。血虚的人不一定怕热，阴虚的人一定怕热。这是最简单的判断。而且血虚阴必虚。

没学过中医的人，一听说有人肾亏就坏笑，似乎暗示房事过密。其实人的一生走过来，到了老年，不论男女，一定都有肾亏，肾无实证。打个比方说，人体左肾相当于供液体即津液的"锅炉"，右肾相当于供气的"锅炉"。男人射不出精反映了津液不足，通常与左肾相关，可以吃左归丸试试；男人不举反映了精气欠缺，通常与右肾相关，可以吃右归丸试试。中医讲肾主生殖，比西医的肾只讲过滤功能要有先见之明。

中医认为水谷之精微和清新空气最后都会经脾与肾生化成气与血、津液与精气，可分别对应补充以上的四种虚证。中医认为气与血是相辅相成的，"气为血之帅，血为气之母"，气引血行，血是气的载体和补给。人的一生是由婴孩的稚阴稚阳，到中年的阴阳旺盛，再到老年的阴阳消耗，最后阴阳消逝的过程。例如人参属于大阳之物且补气，在行将入墓前，进补人参有道理，然而在平时，若吃人参难免会流鼻血。人到中年，气血与阴阳都需要进补，但是首先需要分型，需要辨证施治。中医强调，补药不能乱吃。如果人得的是实证，就应当"排毒"，而不是进补。这时若乱吃补药和保健品，只会适得其反，把实证坐实了，会越吃越坏。

即便是虚证，应当补益，也要先看中医，首先要先分清是阴虚还是阳虚，如阴虚的人吃壮阳药，南辕北辙，只会导致病情愈加严重。看中医必须要把脉，不能只开化验单，所谓"察色按脉，先别阴阳"，辨别阴阳虚实，才能对证治疗。

综上所述，按照中医的治病原则，中药也对应分类，就形成了祛邪和补益两大类。具体细分为发汗（汗）、呕吐（吐）、泻下（下）、消导散结（消）、温里（温）、补虚（补）、清热（清）、和解（和）8小类。前3个纯属为了祛邪，给邪以去处。后5个是让中药在体内对机体进行调节。八法即为中医著名的"汗、吐、下、消、温、补、清、和"八大治则。了解这些背景，有助于我们把握中药的主治功效。

三、中药和西药的应用现状

西药多是化学制剂，因不是天然的，很多会受到身体的排异。有时它们又很"狡猾"，由于无色无味，机体无法做出本能的排异反应。化学制剂对身体多少都有伤害，只不过可限制在允许的范围内。西药的有效性完全靠试验（Test）和实验（Experiment）。实验有预期方案，试验是具体的检测。任何西药上市，除了需要经过严格的动物试验、毒性检测等，还要经过三期临床双盲、随机、对照试验，考核其安全性、有效性和有无后遗症等，然后才能送到各国的食药监局去审核，并最终获得批准。这一过程少则3~5年，多则8~10年。"火候"不到，强行"出炉"，后患无穷。

中成药在国内上市也需要以上审核步骤。由于中药成分复杂，各国药监局的审批缺乏依据，所以影响中医的普及和中药的出口。中医中药的有效性是经过中国人千百年来千百万人的直接医疗实践，以及传承有序的记载，才被证实了的。中医的治疗定性定量，有理有据，本身就很科学。随着科技的进步，随着大数据和云计算的发展，相信有着数千年临床实践证实疗效的中医中药将更容易为世界各国所接纳。

相传炎帝神农尝百草日中七十毒，说的就是神农为了考证中草药的有效性，不惜一日中了七十次毒，才写出了《神农本草经》。炎帝是中药的鼻祖。黄帝著书立说，后世托其名，撰《黄帝内经》，被后人尊为中医的鼻祖。历朝历代的中医名家都有过"尝百草"的经历，然后用中药治病救人，汇集成了浩瀚的医书医案。因此，中医是一门自成系统、经得起实践检验、完全能够自圆其说的医学理论，缺乏的只是普及。

中药的用药部位不同，疗效也会各有差异。如麻黄地上部分有发汗、平喘、利水的功效，而麻黄根是止汗的。甚至同是根部，作用也各异，如中药当归头部能止血，身部能补血养血，尾部能活血化瘀和疏通经络。古人还发现种仁类的药物多有润肠通便作用，藤类药物多有通络作用，水边生的植物多可利水消肿。这些功效都是历代中医前辈在实践中摸索发现并总结的。

此外，中药用量不同，作用也会有所差异。如柴胡，用量少时有升提的作用，治疗中气下陷引起的各种脏腑器官的下垂，用量适中功能疏肝解郁，治疗由于肝气不疏引起的各种不适，用量大时能解热，治疗感冒引起的发热症状。又如三七粉，每日用量少于1g，有止血作用，用量大时（每日大于3g）有活血化瘀作用，若蒸10分钟，则又有补血的作用。再如川芎、菟丝子，用量小时（每日小于6g）可使子宫收缩，用于催产，用量大时（每日大于30g）可使子宫平滑肌松弛，用于保胎。以上这些中药的功效都是经过前人们不断试验才总结出来的。

从神农尝百草，写出《神农本草经》，总结了365味药，到明代李时珍的《本草纲目》，记述了1892种中药，到今天的《中华人民共和国药典》（简称《中国药典》）载录近6000种中药，一个完整的、经过千锤百炼和缜密筛选的中药体系已经形成，确保了中药的安全性和有效性。这是中国人对人类文明的一大贡献。

四、中、西药的优势和劣势对比

（1）味道与便利性。西药服用方便，没有怪味，一杯温水就送服了。中药的服法多样，汤药要煎煮，大蜜丸要咀嚼。很多人受不了中药的苦味，即便每个人都知道"良药苦口利于病"，但对比起来还是宁愿选择西药。有人反映中药吃多了伤胃，实则不然，只要辨证、用药准确，按照正确方法服药，很少会出现胃部不适。

（2）效果的快与慢。在人们的观念中，西药见效快，中药见效慢。很多时候，的确西药比中药见效快，比如止痛药和消炎药，这是不争的事实。但中医中药在辨证准确的前提下，治疗急性病和慢性病，也都有非常好的效果，比如在治疗感冒、清热泻火方面，在扶助人的正气方面，甚至是治一些妇科病、皮肤科疾病方面，都有其神奇的疗效，这也是不争的事实。

（3）后遗症和依赖性。总体来说，中药的后遗症远比西药小，对于药物的依赖性也低。西医的手术可以根除一部分器质性疾病，有很成熟的切除病灶和器官移植的技术。对于一部分功能性疾病，西药多可以起到辅助治疗作用，但是几乎无法治愈，因此难免要产生对药物的终身依赖，甚至可能出现药物不良反应。

第二章

药不对症雪上添霜

西医讲究对症下药，中医则讲辨证施治。西医讲症，中医讲"症"，更讲"证"。且不说药的质量好不好，正确诊断病症是第一位的。无论中药还是西药，药不对症，雪上添霜。对症关键看诊断的准确性。西医比中医的诊断手段多，设备先进，这归功于科技的创新和发展，按说应当更准确。设备先进，误诊率应当自然而然地降下来，但是相关报道却不甚乐观。

一、诊断与医治

有人说西医治症不治病，中医治症还要治病。如果医生只是就事论事，只对症下药，难免会掩盖真正的病情，造成误诊和漏诊，治不了病。在中国当下，也存在一定的过度检查情况，虽然一定程度上降低了误诊率，但由于无形中加重了老百姓家庭综合负担和政府的医疗费用负担，这种违反医德的做法，引起了社会的极大不满和反响，也遭到主管部门的严格控制。

西医很多时候是"头痛医头，脚痛医脚"，针对病症开具检查，故很多时候只能医局部而忽略了整体。

中医则不同，中医主要通过病症的提示，依照中医五行相生相克和相乘相侮的理论，按图索骥，在五脏，或三焦，或经络上找到相关联病根。如患者头痛，医生可能会去医肝。因为中医五行的客观规律总结出（具体详见《现代人看中医》阴阳五行一节），如果肝脏有病，可能会波及头和筋，出现头痛或脚抽筋的症状。所以中医既要治头痛、脚痛症状的"标"，又更要治肝脏有病的"本"。他们相信，只有这样才能做到标本兼治。这就是所谓的治症还要治病。中医的教育从来就是讲究寻根溯源，刨根问底。让中医大夫单纯治头或治脚，他们反而不会治了。

中医传统的诊疗手法就是望闻问切四诊合参，通过四诊合参辨证，然后对证开具处方治疗疾病。

症是外象，证是根本。中医通常将一类病症归纳为证，认为只有"证"才能够解释病因，"证"在一定程度上代表疾病的本质。中医开药往往不是简单地对症下药，而是综合考虑各种症状，对"证"下药，所以中医的《伤寒论》才把各种病症归结分类到阳明证、太阳证等证上。当然，中医的证并非把西医的疾病简单换个说法，而是归结到脏腑、经络、表里等角度上去调理，下面还有细分和不同的处置。如虽然风寒感冒与风热感冒都归为太阳经证上，但处置的手法和给药也不同。中医的对证下药更接近病的本质和本源，所以中医治疗感冒有多种用药方法，西医治感冒则显得较单一，对症缓解症状。

客观地说，西医对疾病和病症也有完整的总结。有经验的西医大夫可以根据患者具体情况开具必要的化验单，然后分门别类地去排除各种怀疑，避免误诊或漏诊。这便是有经验的大夫和没有经验的大夫的区别。为什么中国老百姓有了病，打破头都要挤大医院，怕的就是被误诊。一旦误诊，越吃药病反会越重，"治聋不成反倒治哑"了。民间有句俗话："中医认人，西医认门。"有了病，老百姓都争着去北京的协和、北大、人民等大医院，他们觉着那些医院毕竟规范，医疗设备好，医生的医术水平也高。

然而，无论什么医院，医生终究不是机器人，因此现在世界各国大医院的误诊率也难免居高不下，所以美国前总统奥巴马才呼吁推行精准医学（Precision Medicine）计划。将来科技发达了，由机器人医生给人看病，把现代医学中的中、西医知识和医生们的各种实践经验都输入机器人的"大脑"内，全面搜索，快速反应，不留死角，最终才有可能实现准的诊断，做到真正意义上的精准医学。到那时，不仅医生的劳动强度会下降，误诊率也会大大降低，在对症下药的同时也能做到对病下药，这是基于精准医学的诊断基础之上的。

二、医治与用药

临床医治疾病须对症下药，西医研发了大量有特定药理作用的药物，如有灭菌消炎功能的药（抗生素），有镇痛功能的药，以及具有扩张血管、止血凝血、强心、兴奋、出汗、安眠等等功能的药品。这些药物都有特定的功效，有明确的适应证，而且越开发越注重人性化，不良反应越少。西医西药在人们观念中比中医中药"更科学""更先进"，尤其当人们遇到感冒发热、发炎、化脓有伤口、咽喉疼痛等急症，不想上医院，许多人都会凭经验拿出家里没用完的药物，吃上两天救急。因此，了解些必要的生理知识以及医学和养生常识是很有必要的。

中医中药是世界医学的瑰宝，但很多人对我们的传统医学知之甚少，只有久病成医、对中医有所了解的人，才能深深体悟到中医的魅力。大多数学习西医的人并不排斥中医中药，只是因对中医理论不甚了解，才误认为缺乏科学佐证和依据。即便是在中医受到西医的强烈冲击，到了生死存亡的时期，仍然有人提出对于中医应当"废医存药"，如此看来，对于中药的治疗作用，大多数人还是肯定的。

多数人认为，目前的中药多用于慢性病的医治，用于整体调理，而非单一功能的迅速改善。其实中医中药针对很多急症也有很好的治疗作用，很多中药起效迅速，如吃巴豆迅速导致腹泻（通便），又如安宫牛黄丸，对于脑卒中急性发作出现高热神昏的患者，服用该药就可以起到抢救作用，后遗症会小很多。

三、世界上到底有多少"病症"和"疾病"

若想对症下药，首先要弄清楚世界上究竟有多少病症，尤其是有多少疾病。这个问题目前没有权威统计和答案。有人说有 2000 多种，有人说不止，单只是遗传性疾病就不少于这个数量，加起来有 30000 多种。究竟有多少种疾病，目前没有定论。全世界的医学界有那么多科研人员，有那么多高校的研究生，他们每年都要做各种实验去研究各种疾病，因此总会有许许多多新的疾病名称问世，留待社会公认。

据说周总理曾经遇到一个刁钻的外国人，问中国有多少厕所。他可能在暗示中国的厕所不卫生或者不够用。周总理想了一下机智回答两个，一个是男厕所，另一个是女厕所。如果问西医大夫一共有多少疾病，他们很难回答。如果问中医大夫同样的问题，答案很简单，也是两个，一个是实证，另一个是虚证。实证是外来之敌，虚证是体内之虚。这就决定了中医的治法不外乎也是两个目的，对于虚证要扶正，对于实证要祛邪。中医治病就是为了扶正祛邪。中医的治病八个原则就是围绕扶正祛邪展开的。

所谓实证就是实邪和外毒。近代名医秦伯未曾经在《黄帝内经》的病机十九条（病机即病因）基础上，提出了更加精炼的十三纲要（纲要也是病因）。我们把这十三纲要总结成朗朗上口且好记的对仗口诀："风暑湿燥寒，气血食外痰，加上虚精、上火和疫疬（瘟疫）。"前面五五对仗的十个单字，每个字代表一类病证，如风邪、暑邪、湿邪、燥邪、寒邪、气滞、血瘀、食积、外伤、痰饮，加上虚精、上火、疫疬正好十三个外因性疾病，这些都是实证。中医对于实证态度鲜明，就是要通过排出体外来祛邪，守正祛邪。

中医的虚证我们前面已经介绍了，有气虚、血虚、阳虚和阴虚一共四类。中医对于虚证就是要对证进补。补药不能乱吃，阳虚的补阳，阴虚补阴，补益错了就是"乱点鸳鸯谱"，只会雪上添霜。所有西医的症状和疾病都涵括在这些中医的病证之中，包括非典（重症急性呼吸综合征）、中东呼吸综合征、新冠肺炎（新型冠状病毒肺炎）等病毒感染，只不过病名不同而已。

四、对症下药与对证下药

无论西医还是中医都是对症下药。西医看病，很多时候头痛给开治头痛的药，脚痛给开治脚痛的药。中医的对症下药实际上是"对证下药"。中医把所有病症都梳理到以上十九个病机或十三纲要的病证中去了，所以中医一开汤药就是几味药，或者几十味药，一买一大包回家自己煎煮。张仲景《伤寒论》中的多数经方都在 8 味药之内。现代中医师开药方，则倾向于越开越多。

无论是几味药，还是几十味药，普通老百姓都不可能在短时间内掌握足够的中医和中药知识，为自己或家人开药治病，那是中医大夫们的职责和工作。中医大夫开好处方后，通常老百姓都好奇想知道，处方中包括哪些药，它们各自都有什么功能，哪些药是贵药，哪些药有毒性，以及这次吃的药与以往有什么大的不同等等。

我们希望通过本书的介绍，以及我们全新的表达形式，让每位有需要的人都可以了解到中医大夫给他们所开处方中，每一味药的大概适应证及作用。如果读者有兴致去药房，想给自己买几味常见的中药来泡水喝或代茶饮，或者抄写正规的经方或验方开药，他们应当注意点什么，这种情况首先应该咨询专业中医师。本书的目的就是站在现代人的角度，向没有或少有中医知识的人，提纲挈领、通俗易懂地解释中药，以增加广大读者对中医和中药进一步了解的兴趣。这就是我们撰写本书的主要侧重点。

从第三章起我们将开始集中介绍常见中药的特征与对证要点，介绍每一味药的针对性和主要功能，以及单方治病，还有单味药与其他中药形成对药的搭配习惯。这些读者都可以自行体会和理解。我们还会介绍常用中药的炮制、煎煮、服用方法等注意事项。

第三章

中药的分类及作用

在中国，随便拿一本介绍中药的书籍，映入眼帘的首先就是目录和分类。中药的分类很传统也很规矩，几乎都差不多。然而没有中医知识的人却不解其意，不知道它们能治什么病。比如我有高血压或糖尿病，究竟应当吃哪些药呢？

中药通常有解表药、清热药、泻下药、祛风湿药、化湿药、利水渗湿药、温里药、理气药、消食药、驱虫药、止血药、活血化瘀药、化痰止咳平喘药、安神药、平肝息风药、开窍药、补虚药、收涩药这几大类。另外有的书还有涌吐药、攻毒杀虫止痒药、拔毒化腐生肌药等类别。

随着社会的发展，人民生活水平的提高，驱虫药的应用越来越少，拔毒药也已固定成为拔毒膏药，可直接购买成药，涌吐祛毒法更是鲜有应用。

我们在前面介绍过，中药的分类基本上是按照中医汗、吐、下、消、温、补、清、和这八个原则细分的治病方法来归纳的。当需要用出汗的方法排毒时，中医大夫就到"解表药"的分类"抽屉里"，去抓那些相应的药来配方。中医的单味药加上用量也是一个药方，对药亦如此。

中医自古至今所有的经方和验方也都包括了以上八种治疗原则。经方通常专指汉代以前的药方，特别是指《伤寒论》中的方剂。验方则是指经过中医临床证明有效的方子。这些方子经过记载，或口耳相传，汇集了中医各代名家从扁鹊、华佗、张仲景、皇甫谧、叶桂、孙思邈、钱乙、宋慈、朱震亨、李时珍、葛洪、张景岳、叶天士等等一代代医家的治病经验。经方、验方代表师出有名，且是中医界都认可的方子，也是人们在日常生活中应用较多的方子。

一、解表药

解表药在中医八个治则中属于"汗"的范畴。我们前面谈到过，中医的治则中还有"寒则热之"和"热则寒之"。即便都是解表药，也有辛温解表和辛凉解表之分。中医将老百姓口中的伤风感冒又分成风寒感冒及风热感冒两大类。一般这两种感冒都不会上来就发高烧。上来就发高烧的多是时行感冒，也就是人们常说的流行性感冒。流行性感冒多是由病毒引起的，中医有连花清瘟胶囊和板蓝根颗粒等中成药，能很好地应对，包括应对新冠病毒。

【风寒感冒】远古时期取暖设备差，数九寒天，门户大敞，如影视剧《琅琊榜》所示，有钱人抱着炭盆取暖，穷人则是"心忧炭贱"，缺乏御寒取暖设备，因此多数人得的感冒都是风寒感冒，这才有了张仲景的《伤寒论》。风寒感冒症见恶寒，身疼痛，流清鼻涕。流清鼻涕是风寒感冒的典型症状。最好的药方就是"红糖姜枣水"，5片生姜、5枚大枣煮水，加红糖，煮得浓浓地，连续喝，很快就见效。风寒感冒也会发烧，但不一定上来就发高烧。遇风寒感冒，用辛温解表药，比吃西药见效快。

【风热感冒】随着生活水平的提高，环境的改变，现在人们得的多是风热感冒，也叫热伤风。症见头痛，咳嗽，嗓子痒，有脓痰等，甚至可能发烧，但是不流清鼻涕，这是典型的风热感冒。对于风热感冒，明清时代的温热派就有了很成熟的治疗方法了，比如温病第一方——银翘散就是很不错的方剂，有时得了风热感冒吃银翘解毒丸效果不理想，这不是方剂的问题，而是剂型的原因，银翘解毒丸是蜜丸，丸剂取其缓下，治疗慢性病，而感冒属于急性病，银翘散是散剂，它能够迅速、有效发挥作用。当然，也可以用辛凉解表药配成的经方验方做加减，见效亦非常快。

中医认为，风为百病之长，风邪多会夹杂暑、湿、燥、寒等外邪侵袭人体，变成风暑、风湿、风燥、风寒之病。在初始阶段都可以治以解表祛风。贼风通常指屋檐下的细风、门缝里的微风等。真正遇到刮大风，人们皮肤的汗毛孔（中医叫腠理）反而会立即闭合，维持体温的平衡。西医没有风的意识，更没有温差致病的概念。

解表药又分为辛温解表药和辛凉解表药两种。

1. 辛温解表药

辛温解表药药性温热，针对风寒感冒。中医讲"寒则热之"。温与热属同一种性质，只是程度上有所差别。辛温解表就是让外毒通过出汗，从皮肤表面"发出来"，因此它属于"汗"的范畴。

人体的肺通过鼻子，有自己独立对外的通道和系统。辛属于性味归经中的五味之一，能散能行。我们以生姜、葱白为例。按照中医五味酸、苦、甘、辛、咸对应肝、心、脾、肺、肾五脏的客观规律，辛味正好入肺经。生姜、葱白在五味上属辛，在性上属于温，温正好也入肺经。这便是中医的性味归经。风寒感冒药的确多入肺经。

中医治疗风寒感冒的药很多，并不是只有生姜一种，下面的药都能解表。只不过生姜既是中药，又是家中常用的调味品，到处都有，用起来比较合手。中医治疗风寒感冒的经方和验方，其中都包含了一种或两种以上的此类中药。另外中医的性味归经，即不同的性味之药，归不同的五脏之经，只是基础性规律，不能一概而论，在实践中有许多特例。

麻黄

始载于《神农本草经》，味辛甘，性温，归肺、膀胱经。

【功效】发汗解表，宣肺平喘，利水消肿。

【应用】主要用于治疗外感风寒证，症见无汗、鼻塞、头痛、骨节关节疼痛、脉浮紧等。此药发汗力强，为解表第一要药。它与桂枝相配伍，如《伤寒论》的麻黄汤（麻黄、桂枝、杏仁、甘草），治疗风寒表实证。因该药发汗力强，老人、儿童和体弱者应用时可选用蜜麻黄或麻黄绒。据临床报道，当桂枝用量是麻黄两倍以上时，麻黄的发汗力弱，止咳平喘力强，可应用于哮喘证。麻黄宣肺平喘治疗肺气被阻时常配伍杏仁。麻黄长于升散，宣通肺气，定喘止咳，杏仁降气止咳，两药合用，一宣一降，宣降合法，肺气通调，咳喘得平。

在临床中，常用麻杏石甘汤治疗发热、喘咳。此方中麻黄发汗解表，重用石膏，一般3~6岁小儿常用30g，麻黄用3g。石膏清热力强，让邪从皮肤和大便排出，给邪以去处，治疗热喘证。此外，包含麻黄的方剂还有治疗寒饮停肺证的小青龙汤，可以利水消肿，治疗水胖兼有表证的越婢加术汤等。麻黄性温味辛，有散寒通滞之功，可用于治疗风寒痹证、痰核。

【用法】水煎服，2~9g。

【使用注意】本品发汗力强，凡表虚有汗、阴虚盗汗、肺肾虚喘者慎用。近年来国家对麻黄管理较严，因为麻黄可以提取出毒品。

桂枝

始载于《唐本草》，唐以前桂枝名字比较混乱。味辛甘，性温，归心、肺经。

【功效】发汗解肌，温经通脉，助阳化气。

【应用】民国时期的中医学大家张锡纯先生所著的《医学衷中参西录》中记载桂枝力善宣通，能升大气（即胸之宗气），降逆气（如冲气、肝气上冲之类），散邪气（如外感风寒之类），用于治疗风寒感冒。桂枝发汗解肌，调和营卫，外感风寒，无论表虚证有汗、表实证无汗，均可应用。对于表虚有汗者，应用桂枝汤，既能散邪气，又能助阳化气。桂枝利水消肿，用于治疗脾阳虚所致痰饮、眩晕、心悸等证（即补气苓桂术甘汤）。本品性温，味甘辛，能温心阳，治疗心阳不振、不能通血脉所致的心悸、气短、脉结代，如炙甘草汤。如果阴寒内盛引动下焦冲气（肝气上冲，中医认为肝肾在下焦）上凌心胸导致奔豚者，则常重用本品，如桂枝加桂汤。桂枝还可温通经脉，祛风除湿，宣通痹阻，散寒止痛，治疗胸痹胸痛（冠心病、心绞痛等）、心悸、气短，也可治疗风寒湿痹、上肢肩臂关节疼痛，还可用于治疗寒湿引起的妇女月经不调、闭经、痛经等。《本经疏证》中记载，本品其用有六，曰和营，曰通阳，曰利水，曰下气，曰行瘀，曰补中。

【用法】水煎服，3~9g。

香薷

始载于《名医别录》，味辛，性微温，入肺、胃经。

【功效】发汗解表，行水散湿，分类调中。

【应用】治疗夏季感受风寒，症见头痛发热，恶寒无汗，胸满痞闷，腹痛腹泻，呕吐水肿，脚气。此品被称为"夏日之麻黄"。

【用法】水煎服，3~9g。

【使用注意】本品发汗力强，表虚有汗者慎用。

紫苏叶

始载于《药性论》，味辛，性温。

【功效】发表散寒，理气和营，解鱼蟹毒。

【应用】用于治疗风寒感冒，症见恶寒发热，咳嗽，气喘，胸腹胀满，尤其适用于风寒感冒兼气滞胸闷者。本品理气和营，用于治疗肝脾气滞，胸闷呕吐，肺寒咳嗽，以及胎气不和，胀满疼痛，妊娠呕吐，进食鱼蟹中毒引起的腹痛、吐泻。

【用法】治疗寻常疣时将疣的周围消毒，取洗净的紫苏叶在疣部摩擦，每次10~15分钟，用辅料包扎。治疗其他病症多取5~10g，水煎服，后下。

紫苏梗

始载于《本草蒙鉴》，味辛，性微温，入脾、胃、肺经。

【功效】疏肝解郁，理气安胎，和血止痛。

【应用】用于治疗肝气不疏引起的胸膈痞满，脘腹疼痛，妊娠呕吐。

紫苏有 3 个部分可以入药，功效各不相同，苏叶发散风寒，苏子降气平喘，苏梗宽中理气。

【用法】水煎服，6~10g。

鹅不食草

始载于《食性本草》，味辛，性温，入肺经，为气分药。

【功效】祛风散寒，祛湿退翳，通鼻窍。

【应用】治疗风寒引起的哮喘、急性气管炎。把本品研成细粉吸入鼻孔内，或用棉花浸盐水拧干后，包药粉卷成细条塞入鼻内，每日 2~3 次，治疗头痛（鼻窦炎引起的眉棱骨痛），还能治疗各种原因引起的鼻炎。本品入汤剂治疗鼻疾效果亦很好。据临床报道，将本品一味药制成糖浆治疗百日咳，治愈率达 90%。

【用法】入汤剂水煎服，9~15g。

【使用注意】研粉吸鼻或塞鼻后有少许不适，无其他不良反应。

荆芥

始载于《吴晋本草》，味辛，性温，入肺、肝经。

【功效】祛风解表，理血消疮，透疹，炒炭止血。

【应用】本品生用能祛风散寒，治疗发热恶寒，无汗，头痛，身痛，咽喉肿痛。又能透发麻疹，常与防风配伍治疗麻疹透发不畅或风疹瘙痒，疮疡初起，兼有表证。荆芥炒炭有止血功能，治疗便血、衄血、崩漏、产后血晕。荆芥穗效用相同，唯发散力强。

据临床报道，治疗皮肤瘙痒，用荆芥穗一两研成细粉过筛后装入纱布袋内，均匀散布于患处，如范围比较大可分区进行，然后用手掌反复揉搓，摩擦至以手掌与患处发生热感为度。可治疗急、慢性荨麻疹及一切皮肤瘙痒病，轻证 1~2 次即见疗效，重证 2~4 次即有效。

【用法】水煎服，3~9g。

【使用注意】荆芥穗后下作用力强，炒炭可止血。

防风

本品以药材功能命名，能解表祛风，故名防风。

始载于《神农本草经》，味辛，性温，归膀胱、肺、脾经。

【功效】发散解表，祛风胜湿止痛。

【应用】治疗外感风寒证，症见全身疼痛，目眩，项强，骨节酸痛，四肢挛急，此外还可治疗破伤风及一切伤风之证。本品是祛风圣药，不仅治风寒感冒，还能治疗四时感冒，凡症见恶寒怕风、发热无汗、全身疼痛者均可应用，还可以治疗因感受风邪引起的偏头痛、全头痛、眉棱骨痛等，以及荨麻疹引起的全身瘙痒等，对过敏反应引起的哮喘、瘙痒等不适症状均有疗效，如过敏煎（银柴胡、防风、五味子、乌梅、甘草）。

对于表虚自汗，易感风邪，亦可用本品治疗，如临床上常用于治疗呼吸道反复感染、体虚自汗、盗汗、支气管炎、肝炎等，也可预防流感。

【用法】水煎服，3~9g。

胡荽

胡荽就是做饭用的香菜，也叫芫荽。此品为药食同源，主要治疗小儿痘疹，想要让痘疹迅速发出，可将胡荽100g切细，用酒半斤煮沸，盖上，待冷却去药渣，从脖子以下喷在胸、腹、背，除面部以外。平常给孩子用胡荽做汤，有消气下气的功效。

【用法】3~9g。

白芷

白芷品种中以质坚硬、粉性足、香气浓的杭白芷质量为最好，为治疗风寒感冒引起的头痛、阳明经证眉棱骨痛、前额痛的引经药，如都梁丸（川芎、白芷）。据临床报道，治疗头痛、牙痛、三叉神经痛，用白芷100g、冰片0.5g共研细粉，以少许置鼻前庭，均匀吸入鼻腔，止痛效果佳，对神经衰弱引起的头痛效果亦佳。本品药性辛温，胜湿止带，可治疗寒湿性带下。

【用法】3~10g。

细辛

本品辛温，上行入肺，发表散寒，治疗阳虚体质又外感风寒，还能温肺化饮，止咳化痰，用于肺寒咳喘，症见痰白清稀，还能祛风止痛。

（1）治疗牙痛：细辛3g、黄柏9g，煎水漱口，不可咽下。(《吉林中草药》)

（2）治疗鼻塞不通：细辛粉少许吸入鼻中。(《普济方》)。

（3）治疗小儿口疮糜烂：细辛末每次0.3g用米醋调成糊状，敷于脐中，外贴膏药，每日1换，一般4~5天多能痊愈。

（4）治疗阳痿：用细辛0.5g、吴茱萸0.5g，用黄酒调成糊状，敷于肚脐，外贴膏药，快者2~3个小时就有勃起现象。

细辛挥发油含有毒物质，可以直接作用于中枢神经系统，使中枢神经系统先兴奋，后抑制，对呼吸有抑制作用，逐渐使随意运动及呼吸运动减退，反射消失，最后呼吸完全麻痹，先于心跳而停止，因此有"细辛不过钱（3g）"之说。

【用法】1~3g。

羌活

能散风寒，治疗风寒感冒，症见发热恶寒，头痛身痛，项强，筋急。主治后头痛，是太阳经证引起头痛的引经药。祛风湿，利关节，用于治疗风寒湿邪侵袭引起的关节疼痛，肩背酸痛，擅长治疗上半身疼痛。

【用法】3~9g。

葱白

能发汗解肌，以通上下之阳，治疗风寒感冒初起之证，症见寒热头痛。与淡豆豉配伍，宣通发汗而不伤阴，葛洪《肘后备急方》记载了葱豉汤，在平时治疗感冒患者，可首先嘱患者用葱白1根，萝卜1两，白菜根1块，生姜10g，煮10分钟，加红糖10g，泡脚至身上微微出汗，喝下葱豉汤后睡觉。如患流行性感冒，则用此汤冲板蓝根颗粒。

辛夷

味辛，性温，入肺，肺开窍于鼻、耳，足阳明胃经环鼻上行，能够帮助胃中清阳上行，通于天，因此辛夷能够治疗头面目鼻之急。辛夷为治鼻渊之首选，症见头痛，鼻塞，流浊涕，不闻香臭，此外还可以治疗急慢性鼻炎、过敏性鼻炎等各种鼻炎。

【用法】3~19g，包煎。

苍耳子

本品性温，能够解表发汗，祛风除湿，上通脑顶，下行足膝，外达皮肤，故为祛风除湿、通络止痛要药，用于治疗风湿痹证，症见关节疼痛。还可散风止痒，用于治疗妇女风疹瘙痒，疥癣，麻风病。又能治疗风寒感冒、头痛、鼻渊头痛、急慢性鼻炎等。

【使用注意】本品有小毒，大剂量服用后可造成肝昏迷等重症，临床常小剂量应用，入汤剂，3~9g。

西河柳（学名柽柳）

本品疏风解表，治疗麻疹难以透出，风疹身痒，感冒咳喘，风湿痹痛。西医学研究显示本品治疗慢性气管炎具有止咳、平喘、祛痰、消炎之功。临床上有用本品治疗鼻咽癌的例子，如用柽柳 30g、地骨皮 30g 煎汤口服，3 个月左右患者自觉症状缓解，原有鼻咽部的赘生物消失，半年后复查未见复发。

【用法】9~15g。

藁本

治疗风寒引起的头痛、颠顶痛、腹痛、泄泻，治疗胃痉挛引起的腹痛，用藁本 15g，苍术 10g，水煎服。（《新疆中草药手册》）。

治疗疥癣：藁本水煎剂泡浴。藁本的水煎液对多种常见的致病性真菌有抑制作用，外用洗剂可治疗体癣、头癣、手足癣等真菌引起的皮肤病。处方：藁本 15g，丁香 9g，大茴香 15g，生山楂 30g，苦参 30，枯矾 30g，生艾叶 30g，川椒 5g。外洗患部。

【用法】6~15g。

生姜

生姜温中止呕，温肺止咳，治疗风寒感冒咳嗽以及中焦虚寒引起的冷痛呕吐，另外能解半夏、天南星和鱼蟹之毒。

有升压作用，正常人嚼食 1g 生姜能使血压升高。手足冰凉主要是脾胃虚寒的表现，治手脚冰凉可以每日早晨用生姜 5g 切碎加红糖，用开水冲服。治斑秃，用生姜每日擦涂数次。治疗关节炎，在内外膝眼贴 1mm 厚五分钱硬币大小生姜，中间扎数个小孔，用艾灸灸 30 分钟，每日 1 次，5 次为 1 个疗程。治疗脱发，用生姜 100g，川芎 50g，白芷 20g，何首乌 15g，鸡血藤 30g，加 1000ml 水煮后过滤药渣，剩 500ml 水煎液备用，先给患者做头部刮痧 5 分钟，用药水涂于发根部，自然干，每周 2 次。

生姜和紫苏均为辛温解表药，有解表、散寒、止呕的功效，用于风寒感冒、呕吐等症，还可用于解鱼、蟹之毒。但紫苏行气宽中，用于中焦气机郁滞的胸脘胀满、恶心呕吐。生姜能温中止呕，温肺止咳，用于治疗中焦虚寒引起的冷痛、呕吐、咳嗽。生姜解天南星、生半夏毒。

2.辛凉解表药

辛凉解表药也是解表药，药性寒凉，针对风热感冒，也是让外毒从皮肤表面"发出来"，属于"汗"法范畴。

风热感冒通常发生在春、夏、秋，这时阳气上升并积聚，一遇风邪，风热之邪侵袭人体则发为风热感冒，症见嗓子痒，有脓痰，这时就不能再服用红糖姜枣水了。

中医治疗外感有优势。上呼吸道感染多由病毒引起，西医治疗病毒性感染，多是让患者多喝水，适量服用维生素C，多休息。中医可选择连花清瘟胶囊、感冒退热颗粒等，此外还可服用板蓝根颗粒。我们在这里主要介绍辛凉解表药。

浮萍

其体轻浮，故上行宣通肺，外达皮肤毛孔，发汗解热，治疗流行性感冒、斑疹不透、风热瘾疹、皮肤瘙痒。下通水道，故能治疗水肿、癃闭。其性辛寒，治疗丹毒烫伤。治皮肤发热，遍身生瘾疹，方用牛蒡子 10g，浮萍 6g，薄荷 6g，煎汤，日服 2 次（《养生必用方》）。治疗急性肾炎，方用浮萍 2 两，黑豆 1 两，水煎服。治鼻衄不止，将浮萍晒干，研粉，吸入鼻腔内。另外，本品还可用于治疗面部色素沉着，如黄褐斑、晒斑，可用浮萍粉做面膜。

【用法】3~9g，外用适量。

菊花

菊花的产地较多，不同地方产的菊花药性也有所差异。取其疏散风热、清热解毒之效，颜色越黄者效果越好；取其平抑肝阳、清肝明目之效，则颜色越白者效果越好，最好的是杭白菊。

菊花能够疏风清热，清热解毒，治疗风热感冒、温病初起，常与桑叶相须配伍，如桑菊饮。治风热头痛，以菊花、石膏、川芎各 3 钱为末，每服 1 钱半，茶调下。治肝肾不足，虚火上炎，目赤肿痛，久视昏暗，迎风流泪，怕日羞明，头晕盗汗，服杞菊地黄丸。

据临床报道，治疗冠心病用白菊花水煎剂，缓解心绞痛有效率达 80%。治高血压，用白菊花 10g，金银花 10g，桑叶 6g，代茶饮。

【用法】9~15g，平肝明目多用白菊花，疏风散热多用黄菊花。

蔓荆子

疏散风热，清利头目，其性升浮行散，故治疗风热头痛，头昏牙痛，目赤肿痛、多泪，风湿痹痛，肢体挛急。

【用法】3~9g。

薄荷

味辛发散，治疗风热感冒，温病初起，症见发热头痛、恶寒无汗等。凉能清热，用于治疗咽喉肿痛、目赤肿痛，还可透疹，治疗痘疹不出，祛风止痒，治疗风疹、皮肤瘙痒等症。本品入肝经，有一定疏肝行气功能，治疗肝郁气滞所致胸闷胁痛，如逍遥散。此外，本品芳香避秽，并能化湿和中，可用于治疗夏令感受暑湿秽浊之气所引起的脘腹胀痛、呕吐泄泻，水煎服，后下。薄荷叶长于发汗解毒，梗偏于行气和中，与钩藤配伍治疗气管痉挛性咳嗽、咽痒咳嗽。薄荷可以单独代茶饮，治疗风热感冒。

【用法】3~9g，后下。

蝉蜕

本品能够疏散风热，利咽开音，透疹，治疗风热感冒，温病初起，症见咽喉肿痛，喑哑失音，还可治痘疹初期隐隐不透，风疹，皮肤瘙痒。本品入肝经，可疏散肝经风热而明目退翳，如蝉花散治小儿急慢性惊风。治破伤风，将蝉蜕研成细粉，掺在疮口上，毒气自散。（《杨氏家藏方》追风散）

据临床报道，治疗破伤风可取本品去头足，研细粉，成人日服 3 次，每次 3~5 钱，用黄酒冲服。治疗慢性荨麻疹，用蝉蜕 2 份，刺蒺藜 1 份，加蜂蜜制成 9g 的蜜丸，日服 3 次，每次 1 丸。治疗荨麻疹、皮肤瘙痒，用蝉蜕、薄荷代茶饮。

【用法】3~9g。

【使用注意】孕妇慎用。

牛蒡子

治疗外感风寒，郁而化热，聚于上焦，致咽喉红肿疼痛、咳嗽咳痰不利者，以及疮毒肿痛。本品可以散风热，透疹，治疗麻疹不透、风疹、皮肤瘙痒等症。本品还有清热解毒作用，治疗痈肿疮毒、丹毒、痄腮、扁桃体发炎，常与板蓝根、连翘、金银花合用。

【用法】3~9g。

【使用注意】脾虚便溏者忌服。

薄荷、蝉蜕、牛蒡子三药均可疏散风热、透疹、利咽，用于风热感冒，温病初起，麻疹不透，风疹瘙痒，咽喉肿痛。但薄荷疏散表邪力强，清力头目，利咽喉，疏肝行气，用于风热头痛，目赤肿痛、多泪，咽喉肿痛，胸闷胁痛。蝉蜕长于疏散肺经风热，以宣肺利咽，开音疗哑，还可明目退翳，息风止痉，治目翳障、急慢性惊风、破伤风、小儿夜啼。牛蒡子疏风发散力不如薄荷，长于宣肺祛痰，对咽喉红肿疼痛或咳嗽咳痰不利尤为适宜，还能润肠通便，给邪以出路。

桑叶

本品可疏散风热，治疗风热感冒，温病初起，症见目赤多泪、口渴等，如桑菊饮。还可清肺润燥，治疗肺热咳嗽，燥热咳嗽，干咳无痰，气逆而喘，舌干无苔，用清燥救肺汤、桑杏汤。治疗肝阳上亢，症见头重脚轻，头痛眩晕，常与菊花、石决明配伍。治疗肝经风热证，症见目赤肿痛、多泪，与菊花、蝉蜕配伍。治疗肾精不足证，症见视物昏花，与黑芝麻配伍。

【用法】6~15g。

升麻

本品能解表透疹，治外感风热（如流行性感冒）所致头痛、咽痛、发热不甚、斑疹透发不畅。又能升举阳气，用于治疗中气下陷引起的胃下垂、子宫脱垂、脱肛、崩漏、下血、气短乏力、久泻等症。欲升阳举陷，与柴胡为对；欲脱毒外透，与西河柳为对；欲清热解毒，与金银花、连翘为对。

【用法】3~9g。升阳举陷多用炙升麻。

柴胡

本品味薄气升，治疗表证发热，少阳经证（邪入半表半里所致的寒热往来，默默不欲饮食，口苦，咽干，胸胁苦满，心烦喜呕，目眩，脉弦，此为少阳八大证），少阳八大证有一证便可使用小柴胡汤（柴胡15g，黄芩9g，人参9g，炙甘草6g，半夏9g，生姜9g，大枣4枚），又能疏肝解郁，散结调经，用于肝郁气滞引起的胸胁胀痛、头晕目眩以及月经不调、乳房胀痛（乳腺增生）等症。本品为疏肝解郁之要药，经典名方有逍遥散、柴胡疏肝散等。本品气升为阳，能引清气上行，升阳举陷，治疗中气下陷引起的气短乏力和内脏下垂等。

此外，本品还是治疗偏头痛的引经药，多与黄芩配伍。取其解表退热，用生品，用量要大些，一般可用15~30g。疏肝解郁，宜用醋柴胡，用量在10g左右。升阳宜用生品或酒炙品，用量稍小，多在6g左右。

葛根

其气轻，故善发汗解表，解肌退热，用以治疗感冒发热，恶寒头痛，无汗，项背强痛，方如葛根汤。本品还可治疗温病（流行性感冒），症见壮热，头身疼痛，疮疹已发或未发，方如升麻葛根汤。本品除烦止渴生津，治疗阴虚消渴可单用，还可升阳止泻，用于治疗腹泻、细菌性痢疾、阿米巴痢疾、肠炎，方如葛根芩连汤。还可治疗高血压，头晕，头痛，颈项疼痛，肢体麻木，神经性头痛，早期突发性耳聋、耳鸣及冠心病，心绞痛，如御风宁心片。

【用法】9~30g，止泻多用煨品，解热生津多用生品。

柴胡、升麻与葛根均能发表升阳，均可治疗风热感冒，症见发热头痛以及清阳不升等证。其中柴胡、升麻均能升阳举陷，用于治疗气虚下陷，食少便溏，久泻脱肛，胃下垂、肾下垂、子宫脱垂等内脏下垂。升麻、葛根又能透疹，常用于麻疹初期，透发不畅，但柴胡主升肝胆之气，长于疏散少阳半表半里之邪，退热，疏肝解郁，为治疗少阳证的要药，症见寒热往来，胸胁苦满，口苦咽干，目眩，感冒发热，肝郁气滞，胸胁胀痛，月经不调，痛经等。升麻主升脾胃清阳之气，其升阳举陷之力强于柴胡，并善于清热解毒，故常用于治疗多种热毒证。葛根主升脾胃清阳之气而达生津、止渴、止泻之功，常用于治疗热病烦渴，阴虚消渴，热泻热痢，脾虚泄泻，同时，葛根解肌退热，对于外感表证，不论风寒表证、风热表证均可使用。

木贼

治疗风热引起的目赤多泪，迎风流泪，目生云翳，肠风下血，血痢不止。用木贼 15g 水煎服，1 日 1 次，治脱肛，历年不愈者，疗效显著。

【用法】5~10g。

淡豆豉

发散表邪，透邪外达，用于治疗四时感冒，症见发热恶寒、恶风、头痛等，如与葱白配伍为葱豉汤。治疗发汗，泻下，呕吐后虚烦不得眠，心中懊恼，方用栀子豉汤。

【用法】6~15g。

二、清热药

前面我们提到中医治疗外感及"上火"疗效显著，清热药就是针对各种"上火"的要药。西医认为"上火"多由细菌或病毒感染引起，因此要消炎。中医称外来之邪引起的"上火"为实火，体内阴虚引起的"上火"为虚火。虚火要补益祛火，实火要清热泻火，治疗方法不同。清热属于中医八个治则中的"清"法，清热药具体分为以下几种。

1. 清热泻火药

清热泻火属于中医八个治则中"清"法范畴，清热泻火药是最常用的药物，主要治疗眼干口渴、口舌生疮、牙痛等典型的火热上炎证。中医认为火分虚火和实火。虚火不能清热泻火，而反要补阴（具体见后面的补益一节）。实火常见由食用辛辣刺激性食物引起，如吃火锅时涮牛肉、羊肉、鹿肉等。实火证容易便秘。

可用通便的方法泻火，体内火热盛则恶热喜食凉食，许多中医特别反对吃凉的、喝凉的，怕伤胃。但是美国人吃牛排喝冰水也没事。"胃喜为补，道法自然"。人肚子里的细菌最先享用美食。人想吃什么，身体一定缺什么。不是养生专家说了算，而是肠道里的细菌说了算。吃的不对，细菌一定会让你拉出来或吐出来。比如人体大脑根本感应不到食物中毒，细菌为了救你，一定会让你上吐下泻。这归功于人有两个大脑：头脑和"肠脑"，它们里面的沟迴都很相似，给人足够的想象空间。头脑与肠道之间的确有肠—脑轴相连接，这点科学界已经证实了。当然，中药中清热泻火的药，不是为了清理食物中毒，而是为了日常主动地祛火。详见如下。

石膏

本品质重气浮，入于肺、胃经。清泻肺热而平喘，治疗肺热气喘，方如麻杏石甘汤。又能清热泻火，并能除烦止渴，为清泻肺胃气分实热的要药，治温病气分实证，方如白虎汤。本品善清气分实热，若配伍清热凉血的玄参，可治温病，气血两燔，方如化斑汤，入胃经，清热泻火，治胃火亢盛，胃火上炎所致头痛、牙龈肿痛。煅石膏生肌敛疮，外治痈疽疮疡，溃不收口、烫伤、烧伤。治疗烧伤，用石膏粉处理烧伤创面能很快结痂，减少分泌物渗出，防止感染，促进创口愈合，同时可以免除烧伤患者换药时的痛苦。

【用法】15~60g，先煎。

【使用注意】脾胃虚寒、阴虚内热者忌服。

知母

本品入肺、胃、肾三经，上行入肺，清热泻火。善治外感热病，症见高热烦渴，脉洪大，与石膏配伍。本品能清肺热，润肺燥，治疗阴虚燥咳或肺热咳嗽。入中善清胃火，除烦渴，治阴虚内热，消渴，常配天花粉、葛根等，方如玉液汤。下行于肾，能滋阴降火，治疗肾阴不足，阴虚火旺，症见骨蒸潮热、盗汗等，如知柏地黄丸。另外，它还能润肠通便，治疗肠燥、便秘。

【用法】6~15g。

【使用注意】脾虚便溏者忌服。

石膏、知母均能清热泻火，除烦止渴，常用于治疗温病气分实热证，肺热咳嗽等。生石膏清热力强，重在清泻火热，并偏于清肺、胃实火，常用于肺热喘咳，胃火牙痛；煅石膏外用收敛生肌。知母则滋阴润燥力强，重在滋润肺、胃、肺阴，常用于治疗阴虚火旺证。

竹叶

其轻浮而能入心、肺经，解上焦之热。辛能散郁邪，甘能健脾，凉能入心，寒能治热，因而能治疗热病烦渴，咳嗽喘促，小儿惊风，咳嗽，呕吐，鼻衄，面赤，小便短赤，口舌生疮。和石膏配伍治胃火，症见心烦口渴。治疗心移热于小肠，症见口舌生疮，小便痛，方用淡竹叶6g，木通3g，生甘草2g，车前子10g，生地20g，水煎服（《医方简义》导赤散）。

【用法】9~15g。

天花粉

本品能生津止渴，润肺，化肺中之燥痰，治肺热燥咳，内热消渴。消肿排脓，能治一切疮家热毒、疮痈初起者，与连翘、穿山甲（现用他药代替）配伍。

疮疡已溃者，与生黄芪、生甘草配伍，生肌排脓，治疗溃烂已深，旁窜他处，不能外敷药，而让它从内而生长肌肉，徐徐将脓排出。《本草汇言》中说，其性甘寒，善能治渴，从补药而致虚渴，从凉药而治火渴，从气药而治郁渴，从血药而治烦渴，乃治渴之要药也。

【用法】9~15g。

【使用注意】反乌头，脾胃虚寒、大便溏泄者忌服。

芦根

性味甘寒，能够滋阴养肺，可治热病烦渴，高热，口渴，肺热咳嗽，肺痈，还可治胃热引起的呕吐、反胃，又可利小便，导邪热外出。还能解河豚毒。

【用法】15~30g。

> 芦根与天花粉均为清热泻火药，均具有清热泻火、生津止渴的作用，用于热病烦渴、消渴、肺热咳嗽等证。但芦根还能止呕、利尿，用于胃热呕逆，肺痈吐脓，热淋涩痛，天花粉还能消肿排脓，用于痈肿疮疡。

密蒙花

本品性甘凉，入肝经，可清肝热，治目赤肿痛，多泪羞明，又能养肝血，用于治疗肝血虚，青盲翳障。

【用法】3~9g。

谷精草

其质轻清，能够疏散头部风热，治目疾头风，症见目赤肿痛，夜盲，白内障，头痛，齿痛，咽喉肿痛，鼻衄。

【用法】3~9g。

青葙子

本品能够祛风热，清肺火，治疗目赤肿痛，夜盲，白内障，羞明多泪，目暗不明，鼻衄，皮肤瘙痒，疥癣。另外还可治疗高血压，有临床报道取青葙子1两，水煎2次，滤液，混合日服3次，用药1周血压明显降低。

【用法】9~15g。

决明子

本品清肝明目，治疗目赤肿痛，夜盲，青光眼，羞明多泪，目暗不明，它还能润肠通便，治疗内热肠燥、便秘。

【用法】6~15g。

【使用注意】脾虚便溏者慎用。

鸭跖草

本品性味甘寒，可以清热、凉血、解毒，用治急性传染性热病引起的发热、神昏、心脏衰竭，还可用于治疗血吸虫病急性感染高热。治疗小儿丹毒、热痢以及急性热痛，可用以退热，用鲜鸭跖草 2~3 两水煎，频频含服。还可治疗黄疸型肝炎、腮腺炎、咽喉肿痛、鼻衄以及痈疔疮疡。行水消肿，治水肿、腹水，用鲜鸭跖草 2~3 两水煎服。

【用法】9~15g。

夏枯草

本品入肝经，能够清肝火，治疗肝火上炎所引起的目赤肿痛，头痛眩晕，目珠夜痛，还可治疗肝阳上亢引起的高血压、头重脚轻、头昏目眩、耳鸣、心烦急躁、失眠。

能散结消肿，治疗痰瘀化生的瘰疬（类似淋巴结结核），瘿瘤（类似单纯性甲状腺肿），还可治疗肝气郁结、痰瘀化生的乳痈(乳腺炎)、乳腺增生、乳岩(乳腺癌)。

【用法】9~30g。

栀子

本品主清三焦火邪而除烦，治疗热病后虚烦不得眠，心中懊恼，与豆豉配伍，如栀子豉汤。它能够清热解毒，治疗黄疸型肝炎，与茵陈、大黄配伍，如茵陈蒿汤。它还能清热利湿，常与车前子、滑石等配伍治疗小便淋沥不畅，尿频涩痛，舌红苔黄之热淋。有清热凉血之功，可治疗血热引起的吐血、衄血、血痢、尿血等，常与黄芩、黄连、黄柏同用，如黄连解毒汤。还可清肝胆之火，治疗肝胆火热上攻的目赤肿痛，常与大黄配伍，如栀子汤。可清热解毒，与金银花、蒲公英配伍治疗热毒疮疡。

【用法】3~9g。

【使用注意】本品苦寒伤胃，因此胃脘不适者用炒栀子。焦栀子功擅凉血止血。

2. 清热燥湿药

清热燥湿也属于中医治法八则中"清"法范畴。人们最常用的功效有清热燥湿止泻，如腹泻时口服黄连素片可以很快止泻。本品清热燥湿可祛三焦之湿。由于后面会多次提到三焦，我们在此预先普及一下三焦的知识。三焦是中医藏象学说中一个特有的名词，为六腑之一，位于躯体和脏腑之间的空腔，包含胸腔和腹腔，人体的其他脏腑器官均在其中。横膈以上内脏器官为上焦，包括心、肺；横膈以下至脐内脏器官为中焦，包括脾、胃、肝、胆等内脏；脐以下内脏器官为下焦，包括肾、大肠、小肠、膀胱。中医认为湿有内邪和外邪。湿热不仅可以造成人体肥胖臃肿，还可引发许多疾病。在人们的印象中，上火主要是由热邪或燥热引起，其实湿热也可导致上火，出现各种上火的症状。湿热比单独上火还麻烦，还复杂，还难除。只有通过清热燥湿和辛温燥湿的方法，达到祛湿的目的。以下是常见的清热燥湿药。

三颗针

本品清热解毒、抗菌消炎，治疗目赤肿痛、咽喉肿痛、赤痢、腹泻、齿痛。它还可散瘀，治疗吐血劳伤、跌打损伤等。

【用法】3~9g。

黄芩

本品有清热、燥湿、泻火、解毒之功，善清肺、胃、胆及大肠之湿热，用于治疗湿热蕴结引起的泻痢、腹痛、里急后重、痢下赤白以及湿热黄疸。尤善清中上焦湿热，用于治疗湿温、暑湿、胸闷、呕恶、湿热痞满等症。黄芩体轻上浮，又善清上焦肺火，治疗高热烦渴，肺热咳嗽。黄芩炒炭入药，又可泻火止血，用于治疗火热炽盛，迫血妄行的咯血、衄血、吐血、便血等症。它还有清热解毒的作用，用于治疗痈疮肿毒，常与黄连、栀子配伍，如黄连解毒汤。此外，黄芩还有清热安胎的功能，用于治疗妊娠胎动不安等症。根据现代药理学研究，黄芩有抗炎、抗变态反应（抗过敏反应）的功能，它还是广谱的抗菌药，对多种细菌有抑制作用，还可抗病毒，同时解热，有利尿、镇静、降压之功效。

【用法】6~15g，水煎服，外用，清热多用生品，安胎多用炒品，清上焦热多用酒炙，止血可用炒炭。

黄连

本品大苦大寒，尤长于清中焦邪热，并能解毒。治肝火犯胃，湿热中阻引起的呕吐吞酸。本品入大肠经，是治疗泄痢的要药，治湿热泄痢腹痛，症见里急后重，常与木耳同食，以调气行滞，如香连丸。或配葛根、黄芩、黄柏、甘草同用，方如葛根芩连汤。老百姓对于黄连有两个突出的印象，一是苦，二是能止泻。

本品适用于清心胃实火，可治心火亢盛引起的高热神昏，心烦不寐，血热吐衄，以及多种热毒症状。还治胃火炽盛，牙痛，口舌生疮，与升麻、生地等配伍，如清胃散。治胃火盛的消渴证，常与麦冬等同用。外治湿疮、湿疹、耳道流脓。

【用法】3~9g。

【药理作用】本品有解热、抗菌、抗病毒、抗原虫、抗炎、抗过敏、促进免疫功能、抗肿瘤、正性肌力、降低心率、抗心律失常和心肌失血、降血压、抑制胃肠平滑肌痉挛、抗溃疡、利胆、降血糖、抑制血小板凝聚及抑制中枢等作用。

黄柏

本品长于清泻下焦湿热，常用于治疗湿热带下，热淋涩痛，还可治疗湿热下注，足膝肿痛，湿热脚气，痿证，常与苍术、牛膝配伍。善除大肠湿热，用于治疗湿热黄疸，湿热泄痢，配伍黄连、白头翁，方如白头翁汤。本品长于清相火，退虚热，治疗阴虚发热，骨蒸潮热，盗汗遗精，常与知母相须配伍，如知柏地黄丸。治创伤肿痛，湿疹，下阴瘙痒。外用、内服均可。

【用法】6~15g。

> 黄芩、黄连、黄柏三药均能清热燥湿，泻火解毒，常用于治疗多种湿热与热毒证。但黄芩善清上焦热邪，并善清肺热，用于治疗肺热咳嗽，兼能凉血止血，清热安胎，治血热出血与胎动不安等症；黄连清热燥湿、泻火解毒力强，并善清中焦热邪，善泻心火，清胃火，为治心、胃火热证常用之品；黄柏善清下焦热邪，多用于下焦湿热证，并能退虚热，也可用于阴虚发热者。

苦参

本品可以清热燥湿，祛风杀虫而止痒，还可利尿导湿热邪从小便而出，治疗湿热引起的疮疡、湿疹、赤白带下、湿热、黄疸、泄痢、便血及淋痛等。苦参杀虫止痒，治疗疥癣、阴痒，临床报道苦参治疗滴虫性阴道炎效果明显，对血吸虫也有一定的杀灭效果。

【用法】3~9g。外用适量。反藜芦。

白鲜皮

本品可清热燥湿，祛风解毒，治疗风热疮毒，肺肠风热，热毒攻于皮肤造成的皮肤瘙痒。胸膈不利时发烦躁，与防风等配伍，如《圣济总录》的白鲜皮散，还可治疗湿热黄疸、湿疹、湿疮，亦可治疗风湿痹痛。

【用法】9~15g，外用适量。

龙胆草

本品大苦大寒，可清热燥湿，入肝、胆经。善泻肝胆实热，为治肝经湿热实火的要药，治疗湿热下注引起的阴肿、阴痒、带下、阴囊湿疮，湿热黄疸，还可治疗肝火上炎，症见头痛目赤、耳聋胁痛，又可治疗高热抽搐、小儿惊风、带状疱疹。

【用法】3~9g。

马尾连

本品性味苦寒，苦能燥湿解毒，寒能清湿热，入大肠经，治疗痢疾、肠炎。入心经，还可治疗口舌生疮、结膜炎、扁桃体炎、红肿疮痈。入肝胆经，治疗湿热呕吐、传染性肝炎。

【用法】3~9g。

秦皮

本品清热燥湿，可治疗热痢下重，与白头翁、黄连、黄柏配伍，方如白头翁汤。还可治疗慢性细菌性痢疾、腹泻、肠炎、湿热带下及血崩不止。平喘止咳，可治疗慢性气管炎。平肝明目，治疗肝火上炎引起的目赤肿痛、迎风流泪。外用还可治疗牛皮癣。

【用法】6~15g，外用适量。

3. 清热解毒药

清热解毒也属于中医治法八则中"清"法范畴。中医的清热解毒与西医的消炎相类似。清热解毒药治疗疮、痈、疔、疖等初期有效。西医对于这类皮肤病，则多用碘酒消毒去肿。对于一些体内的炎症，清热解毒药的药效可能没有西药的抗生素来得快。西药抗生素可以杀菌，中药清热解毒，标本兼治。一般情况下的发炎多症见红、肿、热、胀、痛，这些症状其实都有"热"的成分在其中，中药清热解毒更为适用。而且中药的清热解毒药不仅仅对细菌有效，对病毒依然有效，治疗疾病谱更广。当然，在一定的情况下，中药和西药可以同时服用，但服药时间最好间隔一个小时。以下是具有清热解毒功效的常用中药。

野菊花

本品味苦辛，性凉，疏散风热，消肿解毒。菊花颜色越黄，清热解毒力越强，而野菊花解毒功能是最强的，因此可用来治疗肺炎、白喉（中药不仅仅能够抗菌，还能够抗病毒）、胃肠炎、疔、痈、口舌生疮、丹毒、湿疮、天疱疮、风热感冒、咽喉肿痛及风热上攻之目赤肿痛，以及肝阳上亢之头痛眩晕。现代临床还可用野菊花预防感冒，治疗呼吸道炎症。治疗宫颈炎，阴道冲洗后用野菊粉涂敷宫颈，每日1次，3~5次为1个疗程。现在还有野菊花栓，可治疗高血压。

【用法】9~15g。

金银花

本品甘寒质轻，疏透芳香，为清解疏散之品，既善清热解毒，又可疏散风热，因此为治疗一切内痈、外痈之要药。可用于治疗痈肿疮疔、痔漏，还可用于治疗肠痈、肺痈。本品善散肺经热邪，故可治疗外感风热或温病初起。表证未解里热又盛，常与连翘相须配伍，如温病第一方银翘散。也善清心胃之热，有使病情由里透表之功能，方如清营汤。本品清热解毒，凉血止痢，可治疗热毒、血痢，单用或与白头翁、黄连配伍应用。

【用法】9~15g。

【药理作用】本品有抗菌、抗病毒、抗炎、抗内毒素、解热、降血脂、利胆保肝、催产、抗艾滋病病毒、抗肿瘤等作用。

忍冬藤

本品有清热、解毒、通络的功效，能治疗四时感冒、发热口渴或兼肢体酸痛，还可治疗热毒血痢、痈疽肿毒、痈疔疮疡。它可通络，治疗筋骨疼痛。现代医学研究显示忍冬藤可治疗传染性肝炎。

【用法】9~30g。

连翘

本品苦而微寒，质轻浮散，可疏散风热，长于清心火，散上焦风热，治疗外感风热、温病初起，常与金银花等相须配伍，如银翘散。

本品善清心火、利尿，可治疗热淋涩痛，还可清热解毒，消肿散结，素有"疮家之圣药"之称，治疗痈肿疮毒、瘰疬、痰核。

【用法】9~15g。

金银花、连翘二药均有清热解毒、疏散风热之功效，经常相须配伍使用治疗痈肿疮毒、外感风热与温病初起。但金银花疏风热之力较强，并能凉血止痢，可治疗热毒血痢；连翘清心解毒力强，还能消肿散结，为"疮家之圣药"，可治疗痈肿疮毒、瘰疬、痰核。

半边莲

本品甘淡渗利，既善清热解毒，治疗毒蛇咬伤、蜂蝎刺蛰与热毒疮痈，又能利水消肿，治大腹水肿、水便不利、黄疸尿少。

【用法】9~30g。

半枝莲

本品可清热解毒，用于治疗热毒疮痈、肺痈、咽喉肿痛、疔疮、瘰疬、癌症，又可散瘀消肿，止血定痛，用于治疗跌打损伤、吐血尿血、血淋，还可利尿清热，用于治疗湿热引起的小便不利。半边莲、半枝莲多相须配伍治疗各种癌症。

【用法】15~30g。

穿心莲

本品苦寒，可清解肺胃之热毒，用于治疗感冒发热、肺热咳喘、肺痈、咽喉肿痛，还可燥湿消肿，用于治疗热毒湿盛所引起的病症，如热淋涩痛、湿疹等，还能解蛇毒，治疗毒蛇咬伤等。

【用法】9~15g。

蒲公英

本品为清热解毒、消痈散结之佳品，为治疗乳痈、乳痛之要药。可治疗急性乳腺炎、腮腺炎、瘰疬、疔毒疮肿、急性结膜炎、咽喉肿痛、感冒发热、急性扁桃体炎、急性气管炎、肝炎、胃炎、胆囊炎，还可利尿通淋，治疗热淋（尿路感染）。

【用法】9~30g。

板蓝根

本品清热解毒，尤善凉血利咽，治疗外感发热，温病初起，咽喉肿痛，温病发斑，痄腮，丹毒，痈肿疮毒。根据现代医学研究，本品还可治疗乙型脑炎、流行性腮腺炎、流行性感冒、传染性肝炎、暴发性红眼、单纯性疱疹性口炎、扁平疣等。

【用法】6~15g。

大青叶

本品既善清热解毒，又善凉血消斑，治疗热入营血，温毒发斑引起的高热、神昏、发斑，还善于利咽消肿，治疗咽喉肿痛、痄腮、丹毒。据临床报道，本品可治疗流行性乙型脑炎，防治上呼吸道感染，治疗流行性感冒、细菌性痢疾、钩端螺旋体病、急性肠痈。

【用法】9~15g。

【药理作用】本品有抗菌、抗病毒、抗炎、退热、促进免疫功能、抑制血小板凝集、扩张血管及抑制心肌收缩等作用。

青黛

本品善于清热解毒，凉血消斑，治疗热毒发斑、血热吐血、咳血、衄血等证，还可治疗痄腮、咽喉肿痛、疮疡、丹毒，又善清肝泻火，定惊止血，治肝热惊痫抽搐，肝火犯肺所致咳嗽胸痛、痰中带血。

【用法】1~3g，冲服。

> 板蓝根、大青叶、青黛三者同出一源，功效也相近，皆有清热解毒、凉血消斑之功能，板蓝根利咽解毒功效强，大青叶凉血消斑作用大，而青黛有清肝定惊之效。

绿豆

本品性味甘凉，为药食同源之品，既善于消肿利水，治疗暑热烦渴引起的心悸、大汗等中暑之证，还可治疗水肿、小便不利、热淋。它还可清热解毒，治疗泄痢、丹毒、痈肿，解金石丹火药毒，并治烟毒、酒毒、煤气中毒，还可解乌头毒（绿豆四两，甘草二两煎服）。据临床报道，本品可解中药中毒，还可解铅中毒。笔者曾用绿豆粉15g，大黄粉1g，用蜂蜜水调成糊状，涂于患处治疗痤疮。《本草求真》说本品："能厚、能润、能和、能资者，缘因毒邪内炽，凡脏腑、经络、皮肤、脾胃，无一不受毒扰，服此性善解毒，故凡一切无不用此奏效。"

白花蛇舌草

本品有清热解毒、消痈散结之功效，治疗痈肿疮毒、咽喉肿痛、毒伤咬伤，还可治疗盆腔炎、附件炎等妇科炎症。本品还可利湿通淋，治疗热淋涩痛、小便不利，还可用于治疗湿热黄疸。本品有抗癌功效。

【用法】15~30g。

白蔹

本品有清热解毒、散结、生肌止痛之功，治疗痈肿疮毒、疔疮、瘰疬、烫伤、冻耳成疮、血痢、痔漏等症。

【用法】9~15g。

熊胆

本品既可清热解毒而消肿，治疗疮痈肿痛、咽喉肿痛及痔疮肿痛，又可清肝明目、息风止经，治肝热引起的目赤肿痛、翳障、高热惊风、癫痫等证。由于本品有苦腥味，口服易引起呕吐，故多装胶囊服用。

【用法】1~2g，内服入丸散，外用适量。

漏芦

本品既可清热解毒、消痈散结，治疗痈疽发背、瘰疬恶疮、热毒血痢、痔疮出血，又可通经下乳、疏胁通脉，治疗乳房胀痛、乳汁不通、湿痹、筋脉拘挛、骨节疼痛。

【用法】6~15g。

土茯苓

本品可解毒利湿、利关节，治疗梅毒或汞中毒而致肢体拘挛者。现代医学研究发现它还可防治钩端螺旋体病。本品还可利湿，治疗小便涩痛、带下、脚气、湿疹、湿疮、疔疮、痈肿。

【用法】15~30g。

鱼腥草

本品可清热解毒、消痈排脓，尤以清肺热见长，故为治疗肺痈之要药。鱼腥草主治肺痈、咳吐脓血、热毒疮疡，与蒲公英、金银花同用；主治湿热淋证，与金钱草、车前草、海金沙、石韦同用。本品还可治疗湿热泻痢，对急性炎症疗效较好，对慢性炎症疗效较差。

【用法】15~30g。

紫花地丁

本品功能清热解毒、利湿消肿，善治疔疮肿毒、痈疽发背、无名诸肿、一切恶疮、一切化脓性感染如乳痈、肠痈，还可治疗肠炎、痢疾、前列腺炎、咽喉肿痛、目赤肿痛，亦可解毒蛇咬伤。

【用法】6~15g。

金果榄

本品功效为清热解毒，治急慢性扁桃体炎、急性咽喉炎、口腔炎、腮腺炎、乳腺炎、阑尾炎、痈疽疔疮、急慢性肠炎、细菌性痢疾、胃痛。

【用法】9~15g。

山豆根

本品苦寒清肃，善除肺、胃郁热而解毒、消肿利咽，治火毒壅结之咽喉肿痛，为治疗咽喉肿痛的第一要药。又治胃火亢盛之牙龈肿痛，还治肺热咳嗽、痈毒疮肿。根据临床报道，山豆根还可治疗钩端螺旋体病，外用治疗宫颈糜烂。

本品有毒，煎服 3~6g，外用适量。过量服用易引起呕吐、腹泻、胸闷、心悸等。另外，在北京地区山豆根与北豆根混用，临床应注意。

白头翁

本品苦寒泄降，为治热毒血痢的良药，方如白头翁汤。它还可治疗阿米巴痢疾、休息痢、原虫性痢疾、细菌性痢疾以及产后下利极虚、疮痈肿毒。

【用法】6~15g。

山慈菇

本品消肿散结，化痰解毒，可以治疗痈疽疔肿、瘰疬、咽喉肿痛、恶疮黄疸。在《本草新编》中记载，山慈菇可治怪病，大约因怪病多起于痰，山慈菇为消痰之药，治痰而怪病自除。或疑山慈菇非消痰之药，乃散毒之药也，不知毒之未成者为痰，痰已结成者为毒也。现在有报道用山慈菇治疗癌症，笔者也喜欢用本品治疗痛风和肾结石，因二者多由尿酸过高所致，为异病同治。用山慈菇15g，金钱草30g，车前草30g，生黄芪15g，加1g小苏打与玉米叶100g同煮，加水3升煮取2.5升，每天以此代水饮。因车前草、金钱草均可利水渗湿、清湿热，生黄芪益气固表托痈，排脓，利水消肿，山慈菇除以上功效外，还含有秋水仙碱，可中和尿酸，小苏打中和尿酸，玉米叶可止肾结石痛不忍者。我的一个老师得了肾结石，疼痛难忍，肌内注射曲马多都止不住痛。我让他夫人买了个玉米，连皮煮水喝，止痛效果非常好。用以上诸药治疗肾结石和痛风 20 余例，有效率为 100%，疗程为 1 个月。

【用法】9~15g。

败酱草

本品清热解毒，消痈排脓，佐以祛瘀止痛。主治肠痈腹痛，因产后多瘀多虚，可治疗产后恶露不止、产后腰痛、瘀滞腹痛、目赤肿痛、痈肿疔癣，还可兼治肝痈、肺痈。

【用法】15~30g。

拳参

本品善清热镇惊，治疗热病惊风、癫痫引起的手足抽搐、破伤风，还可祛湿消肿，治疗赤痢、痈肿、瘰疬、虫蛇咬伤。

【用法】3~6g。

鸦胆子

本品苦寒有毒，内服清热解毒、燥湿杀虫、止痢截疟，善治热毒血痢、休息痢及疟疾。外用能腐蚀赘疣，治鸡眼、瘊子、赘疣等。

【用法】内服 0.5~2g，用干龙眼肉包裹或装入胶囊吞服。不宜入煎剂。

【使用注意】本品有毒，对胃肠道及肝肾均有伤害，内服须严格控制剂量，不宜多服、久服。外用注意保护好周围的皮肤，以防止对正常皮肤的刺激。孕妇、儿童慎用。胃肠出血、肝肾功能不全者慎用。

射干

本品清热解毒、利咽消肿，为治疗咽喉肿痛常用之品。治疗咽喉肿毒，属热结痰盛者，可与黄芩、马勃等配伍应用。兼治痰多咳喘，常与桑白皮、桔梗配伍应用。还可治久疟、经闭、痈肿、瘰疬。

【用法】6~15g。

千里光

本品有清热解毒的功效，善治各种急性炎症、伤寒、细菌性痢疾、大叶性肺炎、扁桃体炎、肠炎、黄疸、流行性感冒、血毒症、败血症、痈肿疮毒，还可清热明目，治疗风火赤眼、目翳、急慢性结膜炎、沙眼急性期，又能解毒杀虫，治疗滴虫性阴道炎、湿疹、干湿性癣疮。

【用法】6~15g。

青果

本品有清热生津、解涩肠之功效，治疗肺炎、咽喉肿痛、扁桃体炎、阴虚型白喉、肠炎痢疾，还可解乌头之毒。

【用法】6~15g。

贯众

本品清热、凉血、解毒，可预防流行性感冒、麻疹、流行性脑脊髓膜炎，治疗风热感冒、湿病发斑。贯众炭可止血，治疗血热出血、吐血、衄血、肠风便血、热毒血痢、血崩等证。亦可杀蛔虫、绦虫、蛲虫。此外还可用于烧烫伤及妇人带下等病。

【用法】6~10g。

马勃

本品性偏凉，味辛，善清散肺经邪热而解毒，利咽，治风热或肺热引起的咽喉肿痛、咳嗽失音，又能止血，治疗血热吐衄、外伤出血。

【用法】3~6g，包煎。

马齿苋

本品既能清热解毒、凉血止血，又能通淋，质滑能导湿热从大肠排出，故可治热毒血痢、热淋、血淋、带下、痈肿恶疮、丹毒、瘰疬。马齿苋加十滴水治疗小儿痱子。马齿苋是一种野菜，凉拌也很好吃。

【用法】9~15g。

大血藤

本品入大肠、肝经，善清热解毒，消痈止痛，为治疗肠痈之要药。无论急慢性阑尾炎、痈肿疮毒均可治疗。还可活血止痛，治疗跌打损伤、痛经、经闭、产后瘀阻，又能祛风通络，治风湿痹痛等。

【用法】9~15g。

地锦草

本品性平味辛，既善清热、解毒、利湿，治疗细菌性痢疾、肠炎、湿热、黄疸，又可活血化瘀，治疗跌打损伤，还善止血，治疗咳血、吐血、便血、崩漏以及外伤出血，亦可通乳，治疗乳汁不通。

【用法】15~30g。

委陵菜

本品性平味苦，既善清热解毒，治疗细菌性痢疾、阿米巴痢疾，又能祛风湿，治疗风湿麻木、瘫痪、筋骨久痛。还可治疗出血性痢疾。根据临床观察，本品治疗妇科出血性疾病效果最好。

【用法】9~30g。

翻白草

本品既善清热解毒，治痢疾、疟疾、肺痈，又能止血消肿，治疗咳血、吐血、便血、崩漏、痈肿、疮癣、瘰疬、结核等。

【用法】9~15g。

4. 清热凉血药

清热凉血也属于中医治法八则中"清"法范畴。老百姓对清热凉血药比较陌生。遇到高烧不退时，有经验的中医会考虑加入清热凉血的药，如加入水牛角粉以增强清热的药力。在极特殊的情况下，在古代，甚至还用少量的犀角粉退热，在现代因犀牛属珍稀野生保护动物，犀牛角多用其他药物代替。清热凉血药主要用于治疗吐血、流鼻血、便血、尿血、妇女崩漏等与血相关的病证。

中医从东汉张仲景的《伤寒论》起，治"寒"的思想一直占主导。到了金元四大家，出现了寒凉派和滋阴及补土的理论和治法，开始提出了治"热"的主张。清朝早年的叶天士撰写了《温热论》，论述卫气营血的辨证方法。清朝后来的吴鞠通在《温病条辨》中明确了温病分三焦传变。这些都是治"热"思想的继承与发展。尤其当"瘟疫"肆虐时，温病显然与"瘟疫"更接近。卫气营血辨证表明了外感温病由浅入深、由轻及重的不同阶段。卫分在表，气分热盛，营分入血，血分伤脏，这时人会神昏谵狂，血逆妄行，到处出血。一旦病情到达营分、血分，在治疗原则上，不能活血、动血，应凉血、止血，清热凉血常用中药如下。

牡丹皮

本品苦辛、微寒，辛以散结聚，苦寒除血热，为入血分、凉血热的要药。其气香味辛，为血中之气药，善于凉血而不留瘀，治热入营血，温毒发斑，血热引起的吐血、衄血、便血，可与生地黄、赤芍相配伍。它还有活血而不动血之特点，治疗血瘀经闭、痛经、产后瘀阻、癥瘕、月经不调、跌打损伤、疮疡肿痛、肠痈等。还可用于肝郁火旺证，症见盗汗或自汗、目赤涩痛、口干口苦、头痛。本品还能退虚热，透阴分伏热，治温病伤阴、阴虚内热、夜热早凉、无汗骨蒸，为治疗无汗骨蒸之要药，常配鳖甲、青蒿等药同用，方如青蒿鳖甲汤。此外，本品还善治高血压，用本品30g，煎服，每日分3次服用，1个月为1个疗程，舒张压多可降10~20mmHg，收缩压降20~40mmHg。本品治疗过敏性鼻炎也有很好的效果。

【用法】6~15g。

赤芍

本品苦、微寒，入肝经，既善清肝火，除血分郁热而凉血，又善活血化瘀而止痛。本品凉血、止血、散瘀，治疗温病热入营血之发斑、血热、吐衄、皮下出血。善清肝火，治目赤肿痛、痈肿疮毒、肝郁胁痛、经闭痛经、癥瘕腹痛、跌打损伤。

【用法】6~15g。

【使用注意】血寒经闭者不宜使用，反藜芦。

> 　　牡丹皮、赤芍均味苦性、微寒，具有清热凉血、活血散瘀的功效，止血而不留瘀，活血而不动血，治疗血热血瘀所致的病证常相须为用。同时，可用于治疗热入营血、斑疹吐衄、血滞经闭、痛经癥瘕、跌打损伤、痈肿疮毒。不同的是，牡丹皮兼辛味，清热凉血并能清解阴分伏热，可用于温病后期、邪伏阴分、夜热早凉及肠痈腹痛等证。而赤芍苦泄，散瘀止痛力强，血滞诸证尤为多用，并能泻肝火，用于肝热目赤肿痛。

生地黄

本品味厚气薄，善清营血之热，治疗热入营血、舌绛烦渴、斑疹吐衄、尿血便血、崩漏带下等症，又为清热凉血、止血之要药，善养阴生津，治疗阴虚内热、骨蒸劳热，用于温病后期，余热未尽，阴津已伤之夜热早凉、口渴、消渴、肠燥便秘。本品还可治疗风湿性关节炎，用生地黄150g切碎，加水800ml煎煮1小时，煮取药液300ml，分2次服下，6天内连续服药3天，1个月后每隔7~10天连续服药3天。少数人有轻度腹泻、腹痛、恶心、头晕、疲乏、心悸，均系一过性，数日内自行消失。

治疗湿疹、荨麻疹、神经性皮炎，取生地黄 150g 切碎，加水 1000ml，煎煮 1 小时，煎取药液 300ml，每日服 2 次。采取间隔服药法，即连续服药 3 天后休息 3 天，第 2 次需连续服药 3 天休息 7 天，第 3 次连续服药休息 14 天，需连服 3 天。共服药 4 次，12 天为 1 个疗程，需进行第 2 个疗程。

【用法】9~30g。

【药理作用】本品有镇静、抗菌、抗炎、促进免疫功能、降血糖、抑制钠泵、利尿、降低耗氧量、抗凝、止血、降血压、抗皮肤真菌等作用。

【使用注意】脾虚湿滞、腹满便溏者不宜使用。

玄参

本品质润性寒，可清热凉血、养阴护营，治疗湿邪入营，内陷心包，温毒发斑，方如清营汤。治疗温邪入心包引起的神昏谵语，又能滋阴降火，治疗热病伤阴导致的心烦不得眠，骨蒸劳热。还可清火毒，消散肿结，治疗咽喉肿痛、痈肿疮毒、瘰疬痰核、阳毒脱疽。还可润肠，治疗阴虚肠燥便秘。此外，本品还是滋补肾阴的要药，《药品化义》中谓："戴人谓肾本寒，虚则热。如纵欲耗精，真阴亏损，致虚火上炎，以玄参滋阴抑火。凡头疼、热毒、耳鸣、咽痛、喉风、瘰疬、伤寒阳毒，心下懊恼，皆无根浮游之火为患，此有清上澈下之功，凡治肾虚，大有分别，肾之经虚，则寒而湿，宜温补之；肾之脏虚，则热而燥，宜凉补之。独此凉润滋肾，功胜知、柏，特为肾脏君药。"

【用法】9~30g。

【使用注意】脾胃虚寒、胸闷食少、便溏者忌用，反藜芦。

> 　　生地黄、玄参二药均能清热凉血，养阴生津，适用于热入营血，热病伤阴，阴虚内热等证。但玄参清热解毒力强，可用于痈肿疮毒、咽喉肿痛，生地黄清热凉血力强，治血热出血、内热消渴多用。

水牛角

本品既善清热凉血，又善解毒消斑，用于温病高热、神昏谵语、惊风、癫痫、血热妄行、斑疹、吐衄、痈肿疮疡、咽喉肿痛。

【用法】6~15g，先煎。

紫草

本品善走血分，既可凉血活血，解毒透疹，使热毒从内而解，又兼利尿滑肠，导热毒从二便排出。治疗温病血热毒盛，斑疹紫黑，麻疹不透，属血热毒盛者均宜。另外，本品还可治疗疮疡、湿疹、阴痒、水火烫伤。治皮肤溃疡不收口，用紫草30g，川芎100g，大黄100g，用500ml油炸，过滤取澄清油液，涂抹于患处，为溃疡油。

【用法】9~15g，外用适量。

【使用注意】脾虚便溏者忌用。

5. 清虚热药

清虚热在中医治法八则中亦属于"清"法范畴。既然是虚热，证明体内有阴虚，阴虚阳盛，阴阳不平衡，产生了虚火，故在治疗此类疾病时，不能清热泻火药和清热燥湿药，而要用清虚热药，因清虚热药有补益和滋阴的功能。此类药亦可清虚实兼有的热证，主要中药包括以下几种。

胡黄连

本品苦寒清热燥湿，沉降下行，上入心经，中入胃经，下走肝经及大肠经。善退虚热，除干热，治骨蒸潮热、小儿疳积发热，又清湿热解毒，治湿热下痢、黄疸、咽喉肿痛、疮疡及痔疮便血。

【用法】3~9g。

【使用注意】本品苦寒，脾虚中寒者忌服。

> 黄连与胡黄连二药均能清湿热，善除胃中湿热，可用于湿热泻痢。但黄连清热燥湿与泻火解毒力强，并长于清心胃之火，多用于治疗多种热毒病证，以及心胃火热证等；胡黄连长于退虚热，除干热，可用于阴虚发热与小儿疳积证等。

银柴胡

本品退热而不苦泄，理阴而不升腾，善于退虚热、清疳热，兼滋阴，治阴虚发热、骨蒸劳热及小儿疳积发热。另外，京城四大名医之一施今墨善用银柴胡治疗各种过敏引起的疾病，如其经典方剂过敏煎包括银柴胡、防风、五味子、乌梅、甘草 5 种药物。

【用法】6~15g。

青蒿

本品苦寒辛香，主以清凉，兼以透散，长于清透阴分伏热，可治温病后期余热未清、夜热早凉、热退无汗之症，或热病后低热不退。常与鳖甲、知母合用，方如青蒿鳖甲汤。还可清虚热、除骨蒸，治阴虚发热、骨蒸劳热。本品清暑热，可治暑热外感、发热口渴，有截疟之功，治疟疾寒热。

【用法】3~9g。

【药理作用】本品有抗菌、抗病毒、抗疟原虫、抗炎、调节免疫功能、解热镇痛、抗肿瘤、祛痰、镇咳平喘作用。

【使用注意】脾胃虚弱、肠滑泄泻者忌服。

白薇

本品苦泄降、咸入血、寒清热，可直达血分，既善于清实热、透营热，治疗温病热入营血证，症见舌绛红，身热，手心尤甚，经久不退，肺热咳嗽，又可清虚热，治阴虚发汗、骨蒸潮热、产后虚热、汗出过多、头昏头晕、胎前产后小便失禁，还可利尿通淋，治热淋、血淋。另外本品还能治疗痈肿疮毒、咽喉肿痛、毒蛇咬伤。

【用法】3~15g。

【使用注意】本品性寒，故脾虚食少、便溏者慎用。

地骨皮

本品性苦味轻，微有甘辛，善入血分，凉而不峻，可理虚劳。其气轻而辛，故亦清肺。故本品长于清虚热，治疗阴虚发热、盗汗骨蒸，还可清血热而止血，治疗血热出血证，常与白茅根、侧柏叶配伍应用。本品清热除蒸，泻火而能生津止渴，治疗内热消渴。另外，地骨皮还可以治疗高血压。用地骨皮 1 两水煎服，日服 2 次，1 个月为 1 个疗程。

【用法】6~15g。

【使用注意】脾虚便溏及表邪未解者慎用。

> 牡丹皮与地骨皮二药均能清热凉血、退虚热，均可治血热吐血、衄血等出血证。牡丹皮治无汗之骨蒸，地骨皮治有汗之骨蒸，但对阴虚发热证无论

有汗无汗均可应用。牡丹皮清热凉血，常用于治热入营血证，又能活血化瘀，治疗多种瘀血证，以及肠痈、痈疮肿毒等。地骨皮则长于清退虚热，多用于虚热证，并能清泻肺热，治疗肺热咳嗽以及内热消渴证。

三、泻下剂

泻下属于中医治法八则中"下"法范畴，泻下药又细分为攻下药、润下药及峻下药。攻下药是一般的通便药，能清热泻火。润下药比较温和，可润肠泻下。峻下药是猛药，有的有小毒，有的有大毒，因此应当慎用。

1. 攻下药

大黄

本品苦寒泄降，作用强烈，素有"将军"之称，既善通肠泄热，荡涤胃肠积滞，治疗大便秘结、胃肠积滞之阳明腑实证，常与芒硝、枳实、厚朴等配伍，方如大承气汤，又能导湿热之邪从大便而出，治疗湿热、泻痢初起（急性肠炎、细菌性痢疾），方如八正散。还可利胆退黄，治疗急性胆囊炎、急性病毒性肝炎，方如茵陈蒿汤。本品善于倾泻上炎之火，兼能止血解毒，治疗火热上攻、风火赤眼、咽喉肿痛、口舌生疮、牙龈肿痛、血热吐血、咯血、便血，常与黄连、黄芩同用，如泻心汤。

本品有较好的活血化瘀、通经作用，治妇女产后瘀阻腹痛，恶露不尽，还可治妇女瘀血经闭，可与桃仁、桂枝配伍。

另外，大黄粉外用治疗烧烫伤。治疗臁疮（下肢溃疡）用大黄粉 20g，甘草粉 4g，用生理盐水洗净疮面，擦干后均匀撒布药粉包扎，每日换药 1 次，轻者 3~5 次，重者 8~9 次即可新生肉芽。

我临床喜用绿豆粉 10g，大黄 2g，用蛋清调成糊状，做面膜治疗痤疮。

生大黄泻下力强，欲攻下者用生品入汤剂，应后下，或开水泡服，久煎则泻下力缓。

酒炒大黄引药上行，清上焦实热，解血分热毒，酒蒸大黄可缓和泻下作用，泻火解毒。大黄炭凉血化瘀，清热止血。

【用法】内服 3~15g，外用适量。

【药理作用】本品具有泻下、利尿、抗菌、抗病毒、抗炎、解热、调节免疫功能、抗肿瘤、降血脂、利胆保肝、促进胰腺分泌、抑制胰酶活性、抗胃及十二指肠溃疡、止血等作用。

【使用注意】孕妇，哺乳期、月经期妇女慎用，脾胃虚寒者忌服。

芒硝

苦能泄下，寒能除热，咸能软坚，内服既泻热通便，又润燥软坚，治肠胃实热积滞，症见燥屎坚硬难下。常与大黄相须配伍，如大承气汤，治疗阳明腑实证。外用能清热消肿，常用于治疗咽喉肿痛、口舌生疮、目赤肿痛，亦可治乳痈初起。

【**用法**】9~15g，冲入药汁内或开水溶化后服。外用适量。

【**使用注意**】孕妇忌服，哺乳期妇女慎用，反郁金，脾虚便溏者忌服。

> 大黄与芒硝二药均能泻热通便，外用均能清热消肿，常相须为用治疗肠燥便秘，并可用于痈疮肿毒。大黄泻下力强，有荡涤肠胃之功，为治疗热结便秘之主药。大黄清热泻火，并能活血化瘀、止血、解毒，可用于温病热毒、血热造成的出血、瘀血证以及湿热黄疸与淋证等。芒硝味咸，能软坚润下，善消除燥屎坚结，外用治疗咽喉肿痛、口舌生疮、目赤肿痛。

番泻叶

本品能泻积热，通大便，治热结便秘、积滞腹胀。少用为苦味健胃药，能促进消化。服适量能起到缓下的作用，治食积胀满，消化不良。

【用法】缓下用 1.5~3g，攻下用 5~9g，宜用开水泡服，入汤剂当后下。

【使用注意】哺乳期、月经期妇女及孕妇忌服，剂量过大可致恶心、呕吐、腹痛。

芦荟

本品寒能除热，苦能清热燥湿、杀虫，故为清热杀虫之要药。入肝经，清肝热，可治疗热结便秘、肝经实火、肝热惊风、小儿疳积、虫积腹痛。

【用法】入丸、散 1~3g，不宜入汤剂，外用适量。

【使用注意】孕妇忌服。

2.润下药

郁李仁

本品辛苦而润，其性降，故能润肠通便，利水消肿，治肠燥便秘、小便不利、水肿胀满、四肢浮肿、脚气。

【用法】5~10g。

【使用注意】孕妇慎用。

火麻仁

本品甘平油润，既善润燥滑肠通便，又善补虚，治疗邪热伤阴或素体火旺，津枯肠燥，以及胃热肠燥引起的便秘，老人津枯、病后津亏以及产后血虚引起的肠燥便秘。总之，本品为治肠燥便秘之要药。此外，本品还可治疗热淋、风痹、痢疾、月经不调、疥疮等证。

【用法】9~30g。

松子仁

本品甘平油润，既善润燥，滑肠通便，又可润肺止咳，治疗肠燥便秘、肺热咳嗽。

3. 峻下逐水药

牵牛子

本品苦寒降泄，有毒而力猛，善于泻下利水，逐饮消痰，治水肿鼓胀、痰饮喘满，兼治二便不利，还可消食积滞，杀肠道寄生虫，治大便秘结、食积停滞及虫积腹痛。

【用法】3~9g打碎，入散剂1~3g，生用或炒用，炒用药性较缓。

【使用注意】孕妇、体虚者忌服，反甘草。

甘遂

本品有毒而力峻猛，善解水峻饮，治疗水肿臌胀、胸胁停饮、风痰癫痫、疮痈肿毒。

【用法】入丸散0.5~1g，外用适量，生用内服醋制，用以降低毒性。

【使用注意】体质虚弱者、孕妇忌服，反甘草。

巴豆

本品大辛大热，生用能峻下寒积，既能荡涤肠胃之沉寒痼冷、宿食积滞，又能逐水退肿，祛痰利咽，有斩关夺门之功。压油取霜（巴豆霜）则药力较缓，可温通去积，推陈出新。此外，本品外用又善蚀疮去腐，主治寒积便秘、腹满胀痛、小儿痰食积滞、大腹水肿、寒食结胸、喉痹痰阻、痈肿脓成未溃、恶疮烂肉、疥癣。

【用法】大多制成巴豆霜，用于降低毒性，内服0.1~0.3g，多入丸散。

【使用注意】孕妇及体弱者忌用，不宜与牵牛子同用，解巴豆毒可用大量冰水。

京大戟

本品苦寒下泻肾阴，辛散上泻肺气，善泻水逐饮，治水肿胀满，胸胁停饮引起的身面浮肿、大腹水肿、胸胁积液。还善于消肿散结，治痈肿疮毒、瘰疬痰核。另外本品可治疗急慢性肾炎水肿，治疗晚期血吸虫病腹水或其他肝硬化腹水。

【用法】1.5~3g，散剂每次1g，醋制可减低毒性，外用适量。

【使用注意】孕妇及体弱者忌用，反甘草。

红大戟

与京大戟作用相近，长于消肿散结，治痈肿瘰疬多用。

芫花

本品有毒而作用强烈，内服治疗身面浮肿、大腹水肿、胸胁积液、寒痰咳喘，外用能杀虫疗疮，治疗头疮、白秃、顽癣、冻疮等。

【用法】1.5~3g 入散剂，每次服 0.6g，外用适量，醋制可降低毒性。

【使用注意】孕妇及体弱者忌服，反甘草。

商陆

本品苦寒泄降，有毒而泻水力猛，善于泻水散结，通二便，治水肿胀满、脚气、咽喉肿痛、痈肿疮毒。

【用法】内服煎汤 4.5~9g，或入散剂，外用适量。

【使用注意】脾虚水肿、孕妇忌服。

四、祛风湿药

祛风湿在中医八个治则中属"清"法范畴。老百姓听说过风湿性心脏病、风湿性关节炎等。"风湿性"顾名思义，这种病的根本还是湿，是湿被风"带着"钻进心脏或钻进关节所致。风湿在中医中分为风寒湿和风湿热两种，对应药物分别为祛风寒湿药和祛风湿热药，常用中药如下。

1. 祛风寒湿药

治风寒湿，药性偏热。这类药中有不少有毒性，而且很多都是叫藤类的植物。一般情况下，带"藤"字的药都有疏通经络的功效。有毒的药一般内服用量极少，多用在外敷。治疗风寒湿的常见中药如下。

独活

本品为治疗风湿痹痛的主药，凡风寒湿邪所引起的风寒湿痹、腰膝酸痛、手脚挛痛皆可用之，尤以腰以下寒湿痹痛为宜。本品尚能发汗解表，祛风除湿，治疗风寒夹湿的表证，方如羌活胜湿汤。本品善入肾经而搜风，治风扰肾经，伏而不出之少阴头痛，还可治疗皮肤瘙痒。

【用法】6~15g。

【使用注意】无风寒湿邪或气血虚者慎用。

> 羌活与独活相须配伍，羌活性温，功能散寒祛风，胜湿止痛发表，善散肌表游风及寒湿，治上半身风寒湿痹；独活微温，功能祛风湿、止痛、发表，善散在里伏风及寒湿，尤善治在里伏风头痛及下半身风寒湿痹。两药合用走里达表，散风寒湿力强，治风寒湿痹无论上下均可。

威灵仙

本品走窜力强，既善于祛风湿通经络，为治风寒湿痹、肢体拘挛或麻木之要药，又可治跌打损伤、头痛、牙痛、胃脘痛，并能消痰逐饮，用治痰饮、噎膈、痞积，另外还可治骨鲠咽喉。

【用法】6~15g。

【使用注意】本品走窜力强，体弱者慎用。

独活与威灵仙均具有祛风湿止痛的功效，能治风寒湿痹。独活还具有解表的功能，可治疗风寒湿表证，且善入肾经而搜伏风，治少阴头痛。威灵仙消骨鲠，治骨鲠咽喉。我治疗下肢关节疼痛，喜将两药相须配伍使用。

海风藤

本品辛散苦燥，善于祛风湿，通经络，理气，治疗风寒湿痹、关节疼痛、筋脉拘挛、跌打损伤，本品还可宽中理气，治风寒湿引起的哮喘久咳。

【用法】5~10g。

川乌

本品辛热，力强毒大，功能祛风除湿、温经止痛，治疗风寒湿痹、心腹冷痛、寒疝疼痛、跌打损伤，还可用于局部麻醉、止痛等（外用）。

【用法】1~3g，入汤剂多用制川乌，煎服时应先煎、久煎，外用适量。

【使用注意】孕妇忌服，不宜与贝母、半夏、瓜蒌、天花粉、白蔹、白及等同时，反犀角。

乌梢蛇

乌梢蛇就是青蛇。本品搜剔走窜，内走脏腑，外达皮肤。功能祛风除湿，通络定惊，止痉止痒，治疗风湿顽痹、中风、半身不遂、小儿惊风、破伤风、麻风、疥癣、皮肤瘙痒，不论内风、外风所致的病证均可选用。

【用法】3~12g。

徐长卿

本品辛散温通，活血温经，故可镇痛，治疗胃痛、牙痛、风湿痛、经期疼痛以及内外伤诸痛，还可祛风止痒，治疗风疹、湿疹、顽癣。另外，本品还可治疗带状疱疹、接触性皮炎、顽固性荨麻疹、牛皮癣，治疗毒蛇咬伤。

【用法】3~12g。

伸筋草

本品苦燥辛散，通经脉，能够祛风除湿、舒筋活血，治疗风寒湿痹、关节酸痛、屈伸不利、四肢较弱、跌打损伤。

【用法】6~15g。

丁公藤

本品治疗风湿痹痛、半身不遂、跌打肿痛。

【用法】3~9g。

路路通

《本草纲目拾遗》云："其性大能通行十二经穴，故〈救生苦海〉治水肿胀用之，以其能搜逐伏水也。"本品治水肿胀满、乳少痛疽、痔漏、湿疹，还可祛风通络，治肢体痹痛、手足拘挛、胃痛、经闭等。

【用法】6~15g。

雷公藤

本品辛开苦降，性寒善通，有大毒，治疗风湿顽痹、拘挛疼痛，还有杀虫解毒功效，治疗疮痈肿毒、带状疱疹、湿疹、麻风、疥癣。

【用法】3~9g入汤剂，宜久煎，外用适量。

【使用注意】本品有剧毒，内服宜慎，孕妇忌服。患有心、肝、肾器质性疾病或白细胞减少症者慎用，外敷不可超过半小时，否则起疱。

【解毒】据中毒案例观察，中毒表现均为腹痛呕吐、泄泻、嚎叫、挣扎，但不发热，死亡大多在 24 小时之内。因此在服本品后 4 小时之内用催吐药、泻药、洗胃、灌肠导泻，可服鲜萝卜汁儿 4 两或顿服 8 两莱菔子，浓茶、羊血也可解毒。

蕲蛇

蕲蛇就是五步蛇，有毒。本品内走脏腑，外达皮肤，透骨搜风，走窜力猛，故有祛风通络之效，治风湿顽痹、筋脉拘挛、痹痛日久病深。本品入肝经，既可祛外风，又能息内风，治疗中风半身不遂、口眼歪斜、肢体麻木、小儿急慢性惊风、破伤风、麻风、疥癣。此外，本品有毒，可以"以毒攻毒"，治疗瘰疬、梅毒、恶疮等。

【用法】入汤剂 3~9g，研末 1~1.5g。

【使用注意】阴虚内热者忌服。

松节

本品苦降温通，善于祛风燥湿，舒筋通络，治疗历节风痒、脚转筋、脚气痿软、鹤膝风、跌打瘀血。

【用法】3~6g，外用适量。

【使用注意】阴虚血燥者忌服。

木瓜

木瓜经常被用来做甜品和炖品，很受女性朋友的欢迎。本品有较好的舒筋活络以及化湿和胃作用，治疗风湿痹痛、筋脉拘急，方如木瓜煎。有祛湿舒筋作用，可治疗脚气水肿、吐泻转筋。能化湿和中，舒筋活络，以缓挛急，治湿阻中焦之腹痛。

【用法】6~12g 入汤剂或丸散。

【使用注意】阴虚腰膝酸痛及胃酸过多者慎用。

青风藤

本品可祛诸风，能够祛风湿、通经络、利小便，治疗风湿痹证、水肿、脚气、膝关节炎，另外可用于治疗胃痛、皮肤瘙痒。

【用法】6~15g。

雪上一枝蒿

本品味苦麻，性温，力猛，通经散寒，善于祛风除湿、活血止痛，用治风湿痹痛、跌打损伤、骨折、牙痛、疮疡肿毒、毒蛇咬伤。内服研末，一日量不可超过 150mg，浸酒外用。

【使用注意】有剧毒，未经炮制不宜内服，忌食生冷、豆类、牛羊肉。

【止痛】本品可用于神经痛、风湿痛、跌打损伤及牙痛、术后疼痛、晚期肿瘤疼痛。常用白酒浸泡，局部涂布。口服日总量不得超过 150mg。

2.祛风湿热药

治疗风湿热的药，药性大都偏寒。一般而言，中医师诊断出风湿性疾病问题不大，但是若准确地从病症上，在短时间内就判断出是风寒湿还是风湿热，那还是需要经验和功夫的。当然主要还是依靠问诊，从地域及气候上来判断是风寒湿还是风湿热。中医开祛风湿的药方，常常是性寒和性温的药均有，不单纯从性味考虑，还要考虑归经，来减轻症状。祛风湿热的常见中药如下。

桑枝

本品可治疗风湿痹痛，尤善治上肢关节疼痛、肩臂疼痛与四肢拘挛，又能行水消肿，治水肿、脚气、浮肿等症。

【用法】10~30g。

臭梧桐

本品有祛风除湿的功能，治疗风湿痹痛、半身不遂、高血压、偏头痛、疟疾、痢疾、痔疮、痈疽、疮疥。

【用法】6~15g。

丝瓜络

本品甘平，既能通经活络，又可清热化痰，治疗风湿痹痛、筋脉拘挛、胸胁疼痛、腹痛、腰痛、睾丸肿痛、肺热咳嗽、妇女经闭、乳汁不通、痈肿、痔漏。

【用法】6~15g。

海桐皮

本品辛散苦降，入肝经，善祛风湿、通经络、杀虫，治疗风湿痹痛、腰膝痛不可忍、筋脉拘挛、痢疾、牙痛、乳痈、跌打损伤。

【用法】3~9g。

【使用注意】血虚者不宜服。

络石藤

本品苦泄通散，既能祛风通络，又能凉血消肿，善治风湿热痹或痹痛兼热，又可治疗喉痹及痈肿。

【用法】3~9g。

老鹳草

本品辛散苦泄，可祛风除湿、活血止痛、清热解毒，因此能治疗关节炎、风湿骨痛、筋脉拘挛。可活血止痛，治疗急性腰扭伤、跌打损伤。本品有清热解毒的功效，可治疗肠炎痢疾及肠道感染。

【用法】6~15g。

穿山龙

本品性温味苦，有舒筋活血作用，治疗腰腿酸痛、肢体麻木、急性腰扭伤，还可祛痰截疟，治疗疟疾。据现代临床报道，本品可治疗慢性气管炎、甲状腺瘤、甲状腺功能亢进以及急性化脓性骨关节炎。

【用法】6~15g。

豨莶草

本品辛散苦燥，入肝、肾经，可祛风湿、利筋骨、清热解毒、降压，治疗如下疾病。

（1）风湿热痹、肢体麻木、腰膝酸痛、痛风、痛痹、湿痰等。

（2）治高血压兼肢体麻木尤佳。

（3）中风引起手足不遂、口角流涎、筋骨拘挛疼痛、腰腿无力。

（4）疟疾和急性黄疸型传染性肝炎。

（5）痈肿疮毒、湿疹瘙痒、蛇虫咬伤。

本品作用缓慢，易于久服。

【用法】入汤剂 9~15g，治风寒湿痹须用制品，治热痹、痈肿疮毒、湿疹用生品。

秦艽

本品苦能泄，辛能散，性平不燥，可通二便，善祛风湿，舒筋和血，利水退黄，治疗风湿痹痛，以风湿热痹为宜，为治疗风湿痹痛的常用药。本品还可清虚热，治骨蒸劳热、小儿疳热、小便不利、便血、黄疸型肝炎。

【用法】水煎服，5~9g。

【药理作用】本品有抗炎、镇痛、镇静、抗菌、抗过敏、降血压、利尿作用。

3. 祛风湿强筋骨药

风湿伤脏也伤骨。伤骨的表现形式很多，如关节肿大、筋脉拘挛、腰膝酸软、下肢痿弱，此外还包括风湿性关节炎、类风湿关节炎、强直性脊柱炎、坐骨神经痛、肩周炎、腰椎间盘突出、颈椎炎、骨质增生等临床疾病。患有这类疾病的人去看中医，通常会用到以下药物。

臭梧桐

本品辛散苦燥，性凉，归肝经，故善祛风湿、通经络、止痹痛，治疗风湿痹痛、肢体麻木、中风引起的半身不遂、高血压、偏头痛、痈疮肿毒、湿疹、瘙痒。

【用法】6~15g，用于降血压不宜久煎。

狗脊

本品苦能燥湿，甘能养血，温能养气，入肝、肾二经，治疗肾虚加风寒湿侵入，腰脊强痛不能俯仰。本品可以补肾、益气血、祛风湿，治疗各种腰肌疼痛。利关节，治腰膝痿弱无力加风湿侵入的关节炎。老年人肾气衰弱、肝血不足，肾主骨生髓，而本品可补肝肾，补骨生髓，增强骨质。本品还可治疗肝肾虚所致之小便失禁、尿频、遗精、白带过多等症。

【用法】内服煎汤 9~15g，熬膏入丸剂。

【使用注意】阴虚有热、小便不利者慎服。

桑寄生

本品苦能燥湿，甘平能补，入肝、肾经，既可祛风湿，又长于补肝肾、强筋骨，善于治疗痹证日久，肝肾不足或血虚，还可治疗腰背痛。本品还有补肝养血安胎的作用，治疗肝肾虚损所致的崩漏经多、妊娠漏血、胎动不安。另外本品还有治疗冠心病、心绞痛以及降血压、降胆固醇的作用。

【用法】9~20g，入煎剂，外用适量。

五加皮

本品辛散苦泄，甘温补益，入肝肾经，既可祛风湿，治风湿痹痛、四肢拘挛疼痛，又可补肝肾，壮筋骨，治疗腰痛阳痿、小儿行迟、水肿脚气、腰膝酸弱无力。

【用法】内服入汤剂 5~10g，外用适量。

附：　　　　香加皮

本品在北京地区与五加皮混用，20 世纪开五加皮多附香加皮。本品辛散苦燥，有祛风湿、强筋骨之效，治疗风湿性关节炎、腰膝酸弱无力，又可利小便，消水肿，并有强心功效，治水肿、小便不利。

【用法】3~6g。

【使用注意】本品有毒，不宜过量。

千年健

本品辛散苦燥，温通，入肝肾。肝主筋，肾主骨，本品既善祛风除湿治关节疼痛，强健筋骨，又善治肝肾亏虚、筋骨无力。最擅治疗老人肝肾亏虚之风湿痹痛，多入药酒，尤宜老人。

【用法】9~15g。

雪莲花

本品甘可补益，苦可燥湿，温可助阳，入肝、脾、肾三经。既善祛寒，治风湿性关节炎，又可壮阳，治阳痿、腰膝酸软无力、妇女小腹冷痛、月经不调、崩漏带下、外伤出血。

【用法】入汤剂 1~3g 或泡酒，外用适量。

鹿衔草

本品性温，可通经，甘可补益，苦可除湿，入肝、肾、肺三经。可治风湿性关节炎，又可治虚劳如肺结核、咯血，还可治类风湿关节炎、慢性肠炎、痢疾、崩漏、带下。

【用法】入汤剂，9~15g。

五、化湿药

化湿药又称为芳香化湿药，由于此类药物多气味芬芳，性偏温燥，故名芳香化湿，常用中药如下。

藿香

本品芳香而不峻烈，微而不偏于燥热，能化湿邪，以助脾胃之气，治疗湿困脾阳出现的倦怠无力，饮食无味，舌苔厚腻，为最佳之药。还可治疗暑湿感冒，症见内伤生冷，寒热吐泻，身热不扬，头重如裹。本品能治疗各种原因引起的呕吐，最善治湿浊中阻之呕吐。

【用法】3~10g，鲜品加倍。

【药理作用】本品有促进胃液分泌、助消化及抗菌、抗病毒作用。

佩兰

本品芳香辛散，清暑化湿，治疗暑湿感冒，症见寒热头痛，脘腹胀满，不欲食，口发甜，苔腻。另外还可治月经不调。

【用法】5~10g，鲜品加倍。

【使用注意】气虚、阴虚者忌服。

厚朴

本品辛散、苦燥、温通，入脾、胃、肺、大肠经。功能燥湿化痰，下气除满，为治脘腹胀满之要药。既可治疗湿阻中焦、脾胃气滞之湿满，症见脘腹胀满，与陈皮、苍术同用，如平胃散，又可治食积腹胀、气滞、便秘之实满。本品可下气宽中，消积导滞，与大黄、枳实同用，如大柴胡汤或大承气汤。还可燥湿化痰、下气平喘，与半夏、胆南星合用，治痰湿咳喘。此外，本品还可与紫苏、半夏、茯苓合用治疗梅核气。本品亦可治疗阿米巴痢疾。

【用法】入煎剂，3~10g。

【药理作用】本品有治疗胃十二指肠溃疡、调节胃肠运动、保护肝脏、抗菌、降血压、抗肿瘤等作用。

【使用注意】体虚者、孕妇慎用。

苍术

本品辛散、苦燥、温通，入脾、胃经，可燥湿健脾，祛风散寒，为祛湿之要药。可治湿阻中焦，脘腹胀满，痰饮水肿，与陈皮、厚朴同用，如平胃散；还可治疗风寒湿引起的关节炎，以及风寒表证挟湿，又可治疗湿热下注引起的足膝肿痛，痿软无力，与黄柏配伍，如二妙丸。另外本品还能明目，治疗夜盲症及眼干涩。

【用法】5~10g。

【使用注意】阴虚内热、气虚多汗者忌服。

砂仁

本品辛散温化，入脾、胃经，化湿行气，温中止泻，治疗湿阻中焦，脾胃气滞，腹痛腹胀，不思饮食，嗳气吞酸，苔白腻而厚，以及脾胃虚寒引起的呕吐和泄泻。另外，本品还有安胎的功效，治疗气滞引起的妊娠恶阻及胎动不安。

【用法】水煎服，3~6g，后下。

【使用注意】阴虚火旺者慎服。

白豆蔻

本品辛散温化，入肺、脾、胃经，既可化湿温中，又能理中上焦气机而止呕，治疗湿阻中焦及脾胃气滞、胃寒呕吐。

【用法】水煎服，3~6g，打碎后下。

草豆蔻

本品味辛能散，入脾、胃经，温能燥湿，故功善燥湿、温中行气，治寒湿中阻，脾胃气滞，脾虚寒凝，湿郁久泻。

【用法】3~6g 入汤剂，打碎后下。

【使用注意】阴虚火旺者忌服。

六、利水渗湿药

利水渗湿在中医的八个治则中属于"下"法范畴。利水渗湿药又分为利水消肿、利尿通淋和利湿退黄三小类。

1.利水消肿药

利水消肿主要用于小便不利，西医常见急慢性肾小球肾炎、肾源性水肿、尿道炎、膀胱炎、泌尿系统结石等疾病。常见药物如下。

泽漆

本品辛散苦泄，性凉，有毒，力猛，入大、小肠以及脾经。既善行水消痰，治水气肿满、痰饮喘咳，又可杀虫解毒，治疗疟疾、细菌性痢疾，此外还可治甲状腺结节、瘰疬、结核性瘘管、骨髓炎。据临床报道，本品还可治疗食管癌，防治流行性腮腺炎及无黄疸型传染性肝炎。

【用法】内服入汤剂，3~10g。

【使用注意】气血虚弱者禁用。

泽泻

本品甘淡，渗湿利水，寒能清泄，入肾、膀胱经。本品利水力强，治疗水肿、小便不利、泄泻，常与茯苓、桂枝、猪苓配伍应用，治疗口渴、下肢水肿、小便不利，如五苓散。能清泄，泻肾与膀胱热，治疗下焦湿热引起的尿路感染、小便涩痛、小便不利、带下、遗精等。

【用法】5~10g，入汤剂。

【药理作用】本品有利尿作用，可降血脂、减肥、防治脂肪肝，还有抗血小板凝聚、溶血栓、抗动脉粥样硬化和消炎的作用。

冬瓜皮

本品甘淡渗湿，凉能清热，入脾、肺经。既可利水消肿，治水肿胀满、腹泻、痈肿，又可清热解暑，治疗中暑引起的病症。

【用法】10~30g，入汤剂。

冬葵子

本品甘淡渗湿，利水，寒能泄下，入大小肠、膀胱经。既能利水通便，治疗二便不通、血淋、虚劳淋、水肿、小便不利，又可通乳，治乳汁不通、乳房肿痛。

【用法】0.6~15g，入汤剂或入散剂。

【使用注意】脾虚便溏者忌服，孕妇慎用。

薏苡仁

本品甘淡渗湿，凉可清热，入脾、肺、胃经。生用微寒，可利水祛湿，治疗湿温病邪在气分，如一身疼痛，下午 3~5 点加剧。此病因汗出遇风或久病受寒所致，方用麻杏薏甘汤。本品还有渗湿除痹之功，又能舒筋脉，缓解肌肉拘挛疼痛，利湿健脾，治疗水肿脚气、小便不利。功似茯苓，对于脾虚湿滞者尤甚。本品还可清热排脓、消痈，治疗肺痈、咯血、肠痈。麸炒后健脾止泻作用增强，治疗脾虚湿盛之泄泻（一天排便多次，不成形，大便不爽）多与党参、白术、茯苓合用，如参苓白术散。本品炒焦有缓和药性、健脾胃、止泻作用。

另外，本品每日 2 两加少许大米煮粥可治疗扁平疣，每个疗程 15 天。

【用法】10~30g，清热利湿、除痹排脓生用，健脾止泻炒用。

茯苓

本品甘淡渗湿，性平补虚，入心、脾、肾经，功能渗湿利水，健脾宁心。本品药性平和，利水而不伤正，为利水消肿之要药，可治疗寒、热、虚、实各种水肿，如五苓散（与白术、猪苓、桂枝、泽泻同用）。茯苓渗湿健脾，还可治疗脾虚泄泻，如参苓白术散，治疗痰饮引起的目眩、心悸，如苓桂术甘汤，治疗失眠、心悸，与酸枣仁、远志、朱砂等同用，宁心安神。

茯苓皮利水消肿力强于茯苓，治水肿。

【用法】10~15g，入汤剂。

【药理作用】本品有利尿功效，还可增强机体免疫力，调节胃肠功能，保肝镇静。因含有多糖类物质，还能够抗肿瘤、抗菌。

附：　　　　　　　　茯神

功能宁心安神、利水。本品宁心安神功效比茯苓强，治疗虚烦不得眠、心虚、惊悸、健忘、失眠。

茯苓与薏苡仁两药功效相近，均能利水消肿、健脾渗湿，用于治疗脾虚水湿内停诸证，但薏苡仁清湿热、除痹证、消肿排脓，可用于风湿性关节炎以及肺痈、肠痈、扁平疣等，茯苓补心脾、宁心安神，治疗失眠健忘、心神不宁等症。

猪苓

本品甘淡渗湿，利水，性平，入肾、膀胱经。功能利水渗湿，主治小便不利、水肿、浊淋、泄泻、带下等。

【用法】5~10g。

> 茯苓与猪苓均能利水消肿、渗湿，两药相须配伍治疗水肿、小便不利等证。在利水、通水、通利小便方面，猪苓力强，但无补益之功。茯苓还能健脾补中、养心安神，可治脾虚引起的症状如心神不安、失眠多梦。

玉米须

本品甘淡渗湿，性平，入肾、膀胱经。既可利尿泻热，治疗肾炎水肿、脚气、高血压、糖尿病、咯血、尿血、鼻渊、乳腺炎，又可平肝利胆，治疗黄疸型肝炎、胆囊炎、胆结石等。

玉米叶治疗肾结石痛不可忍者，疗效佳。

2.利尿通淋药

利尿通淋药主要针对各种淋证。

海金沙

本品甘淡渗湿，性寒清热，入小肠、膀胱经。本品有利水通淋之功，又可清热解毒，治疗尿道感染、尿道结石、肾结石、白浊、白带、肝炎、肾炎水肿、咽喉肿痛、痄腮、肠炎、痢疾、皮肤湿疹、带状疱疹等。

【用法】包煎，5~10g。

车前子

本品甘淡渗湿，性寒清热，入肝、肾、肺经。既能清热渗湿，治疗湿热淋水肿，如八正散，又能清肝明目，治疗目赤肿痛、目暗昏花、白内障，可与菊花草、决明子同用。若肝肾阴虚、两目昏花或白内障，则与熟地黄、枸杞子等滋阴补肾药同用。另外，本品分清浊止泻，利小便以实大便，尤擅治疗小便不利而有水泻者（暑湿引起的水泻），还可治疗肺热引起的痰多咳嗽，多与清肺化痰药同用。本品炒焦研碎口服促进消化液分泌，治疗小儿单纯性消化不良引起的腹泻。此外车前子还有降血压的功效，每天用本品10~20g水煎代茶饮。可治疗胎位不正，在怀孕28~32周时，用本品10g研细粉冲服，1周后观察，如未成功再服1次。3次为1个疗程，转正率为80%~90%。

【用法】5~15g，包煎。

【**药理作用**】本品有利尿、保肝、降胆固醇、降血压、祛痰镇咳、止泻、消炎和预防肾结石形成的作用。

滑石

本品甘淡渗湿，质重清降，寒能清热，滑能通窍，入胃、膀胱经。本品可清膀胱互结之湿热，利小便，治疗热淋、小便赤涩淋痛、癃闭、砂淋。滑石10g，甘草10g，方为六一散，常用于暑湿证，症见身热汗出、心烦口渴、小便短赤或尿赤涩痛，及有砂淋。可加入金钱草、海金沙。六一散加朱砂为益元散，治疗惊烦不安者，朱砂有镇心安神作用，刘河间用此方治疗表里上下诸病。六一散加青黛名碧玉散，治疗暑热病兼目赤咽痛或口舌生疮。六一散加薄荷为鸡苏散，治疗内有暑湿兼有表证。另外，滑石与补阴药合用治疗阴虚内热。本品外用可治疗湿疹、湿疮、痱子等皮肤病。

【**用法**】10~15g，打碎先煎，细粉包煎，外用适量。

车前子与滑石均有利水通淋作用，相须配伍可治疗湿热下注引起的小便淋漓涩痛，而车前子还可渗湿止泻、清肝明目、止咳祛痰，用于暑湿泄泻、目赤肿痛、目暗昏花、翳障。滑石还可清热解暑、收湿敛疮，用于暑湿、温湿、湿疮、湿疹、痱子等。

木通

本品苦寒降泄，入心、小肠、膀胱经。功能利尿通淋，泻热，治疗心火上炎或下移小肠之口舌生疮、心烦、尿赤、热淋涩痛、水肿、咽喉肿痛、湿热痹痛、妇女经闭、乳汁不通等。

附：　　　　　关木通

【来源】木通科植物木通、三叶木通或白木通的干燥藤茎。关木通来源于马兜铃科植物马兜铃的干燥藤茎，最早是 20 世纪二三十年代在东北应用，被 1953 年版《中华人民共和国药典》收入。它的利水通淋效果俱佳，后与木通混用。后来发现有人长期服用龙胆泻肝丸造成肾衰竭，其实就关木通对肾功能的损伤作用，现在国家已经明文规定不许使用关木通。

【用法】3~6g。

【使用注意】脾胃虚寒者慎用，孕妇忌服。

萆薢

本品苦能降泄，入肝、胃、膀胱经。既可除下焦湿热而分清泌浊，为治膏淋、白浊及湿盛带下之要药，又善于祛除肋骨、肌肉之风湿而通痹止痛，善治风湿痹痛、腰膝疼痛、湿热。

【用法】10~15g。

通草

本品甘淡渗湿，寒能退热，入肺、胃经。既能利水通淋，清解肺热，治疗小便不利、热淋、小便短赤、湿温病、水肿，又可下乳通气，治乳汁不通、鼻塞目昏等。

【用法】2~5g，入汤剂。

【使用注意】孕妇慎用。

地肤子

本品苦寒清泄，入肾、膀胱经。既可利水通淋，治小便不利、热淋，又可清湿热、祛风止痒，治风湿、湿疮、湿疹、疥癣、阴部湿痒、疝气。

【用法】10~15g，外用适量。

石韦

本品苦甘泻痢，微寒清热，入肺与膀胱经。功能利水通淋，治尿路结石、肾结石、热淋等，还可凉血、止血，治疗血热引起的崩漏、尿血、吐血、衄血、咯血等。还可清肺止咳，治疗肺热咳嗽、慢性气管炎、金疮痈疽。另外本品还可治疗支气管哮喘、急慢性肾炎、肾盂肾炎。

【用法】5~10g。

【使用注意】阴虚无湿热者忌服。

灯心草

本品甘淡渗湿，微寒清热，入心、肺、小肠经。既能利水通淋，清心除烦，治疗淋证（热淋）、水肿、小便不利、湿热黄疸、心烦失眠、小儿夜啼等。

【用法】1~3g，外用适量。

萹蓄

本品苦能泄下，寒能清热，入膀胱经。可清膀胱湿热，利水通淋，治热淋涩痛、小便短赤、癃闭、黄疸、阴浊、湿疹、阴痒、白带，还可杀虫止痒，如杀蛔虫、蛲虫等。

【用法】10~15g，外用适量。

【使用注意】脾虚便溏者慎用。

瞿麦

本品苦能泄降，寒能清热，入心、小肠、膀胱经。功能利水通淋，破血通经，治疗小便不通、热淋、石淋、砂淋、血淋、膏淋等，还能治水肿、瘀血经闭、痈肿，以及血吸虫病。

【用法】5~10g，外用适量。

【使用注意】孕妇忌服，妇女经期慎用。

3.利湿退黄药

利湿退黄主要针对黄疸病。

茵陈

本品苦能泄降，辛能发散，凉能清热，入脾、胃、肝、胆经。功能清利脾、胃、肝、胆湿热而退黄疸，为治湿热黄疸的要药，常与栀子、大黄配伍应用，如茵陈蒿汤。也可以与附子、干姜等温里药配伍应用，治疗寒湿阴黄证。此外，还可治疗湿疮、湿疹瘙痒，有解毒疗疮之功。另外本品采收时间亦很关键，有"三月茵陈（绵茵陈）四月蒿（茵陈蒿），五月砍了当柴烧"之说。

【用法】10~30g，外用适量。

【药理作用】本品有利尿、利胆、促进肝细胞再生、保肝、降压、降血脂、抗菌、抗病毒、解热、杀蛔虫、抗炎、抗肿瘤等作用。

虎杖

本品苦能降泄，寒能清热，入肝、胆、肺经。功善利湿退黄，治疗湿热黄疸、淋浊（小便不利、尿液浑浊）、带下（色黄有味），还可活血止痛，治疗经闭、癥瘕、跌打损伤，亦可清热解毒，化痰止咳，泻下通便，治疗水火烫伤、疮痈肿毒、毒蛇咬伤、肺热咳嗽、热结便秘。

【用法】9~30g，入汤剂，外用适量。

【使用注意】孕妇慎用，体虚便溏者忌服。

大黄与虎杖都有活血散瘀、清热解毒、利胆退黄、泻下通便的功效，治疗瘀血诸证、痈肿疮痈、水火烫伤、湿热黄疸、淋证、热结便秘等。但大黄泻下攻积，清热凉血，用于积滞便秘、血热吐衄、咽肿目赤、湿热痢疾，而虎杖还能化痰止咳，用于肺热咳嗽。

金钱草

本品甘淡渗湿，微寒清热，入肝、胆、肾、膀胱经，有利水通淋之功，为消除结石之要药，善于治疗石淋，可大剂量单方或复方应用。本品还有利湿退黄之能，为治湿热黄疸、胆结石之要药。另外本品还可解毒消肿，治疗疮疡肿毒、毒蛇咬伤。本品每日用100g~250g煎服，对胆结石有一定效果，此方法对泌尿系结石同样有效，一般在临床上应用复方为多，以增强效果。用本品的鲜品捣烂外敷治疗急性乳腺炎亦有很好的效果。

笔者用金钱草30g，车前草30g，生黄芪15g，山慈菇15g，加玉米一个连皮煮，加水2000ml，煮至1500ml，加小苏打1g代茶饮，治疗尿酸高引起的痛风和肾结石，能够止疼痛、降尿酸，1个月为1个疗程。针对痛风患者，可用放血的方法，急则治其标。笔者观察了 15 例，一个疗程血尿酸都降到正常，其中一例用药 3 个星期尿酸值由 700 降至 360，疼痛明显减轻。

北方地区使用的金钱草又称大金钱草，为产于四川报春花科植物过路黄的干燥全草，20 世纪 80 年代产于广东、广西地区的广金钱草为豆科植物金钱草的干燥枝叶，现在两种金钱草混用，而《中国药典》所载金钱草为唇形科植物活血丹的干燥全草，在北京地区基本不用。

【用法】30~60g，入煎剂，外用适量。

七、温里药

温里属于中医八个治则中"温"法范畴。温里药在古时候的冬季非常有用。那时候气候寒冷，御寒设备匮乏，人们得病以寒证为主。在现代，温里药对于上热下寒的人，对于四肢冰凉的人，中医大夫也经常会在处方中辨证选用。

附子

本品辛热纯阳，有毒，归心、脾、肾经，药力颇强，可上助心阳，中助脾阳，下助肾阳，为补火助阳、回阳救逆第一要药，常与干姜、甘草合用，治疗脾肾阳衰引起的四肢厥逆，下利清谷，恶寒蜷卧，脉沉细微，如四逆汤。本品辛热，其性善走，故可温通十二经，温一身之阳，用于治疗肾阳不足、命门火衰引起的阳痿、形寒肢冷、腰膝酸冷等症以及脾肾阳虚、寒湿内盛、心肾阳虚水肿、心阳衰弱、心悸气短及阳虚外感风寒等。

本品有很强的散寒止痛作用，走而不守，温通十二经，特别善于治疗因寒湿引起的风湿性关节炎，症见疼痛剧烈，方如甘草附子汤。

【用法】5~15g，入汤剂，应先煎 30~60 分钟。我们所用的附子基本上全是制附子，就是已经经过炮制降低了毒性，即乌头碱变乌头原碱了的，久煎可使它的毒性进一步降低。中医界有一派为火神派，善于使用子附子，他们使用附子的量经常为 60g、90g、120g，甚至达到 200g，但他们都有一个要求，先煎 2 小时。

【药理作用】附子有强心、增加血容量、升血压、提高耐氧量、抗炎、镇静、镇痛、局麻等作用。

【使用注意】孕妇忌服。本品与瓜蒌、天花粉、半夏、川贝、浙贝、白蔹、白芷相反，不可同用。

干姜

本品辛热温散，入脾、胃、肾、心、肺经，善于温中散寒，助脾胃阳气，为温暖中焦之要药。凡中焦受寒，无论外感内伤的湿寒证或脾胃阳气不足的虚寒证造成的腹痛、呕吐、泄泻均可用之。治脾胃虚寒常与人参、白术、甘草合用，方如理中丸。本品温阳守

中，回阳通脉，常与附子相须配伍，如四逆汤。本品
还可温肺化饮，治疗寒饮咳喘。

【用法】3~9g。

【药理作用】本品有扩张血管、升血压、强心抗
休克、促进消化、抗溃疡、保护胃黏膜、止吐、镇咳、
抗菌、镇痛、解热、抗过敏等作用。

【使用注意】孕妇慎用。

　　附子与干姜均能温中散寒，回阳救逆，常相须
配伍，治疗亡阳证，症见四肢厥逆，脉微欲绝，或
脾胃有寒，脘腹冷痛，泄泻。然而附子为回阳救逆
第一药，并能补火助阳，散寒止痛，可用于各种阳
虚证及风寒湿痹证。干姜回阳救逆不如附子，长于
温中散寒，治疗脾胃寒证，又可温肺化饮，治疗寒
饮停肺。

　　生姜与干姜均能温中散寒，温肺止咳，治疗胃
寒呕吐、冷痛及肺寒咳喘，但干姜温里散寒力强，
偏于温肺化饮，生姜长于温胃散寒止呕，治胃寒呕
吐。干姜又能回阳通脉，治亡阳证，生姜又能发汗
解表，治风寒感冒。

肉桂

　　本品辛甘性热，入脾、肾、心、肝经，善补火助
阳，益阳消阴，温补命门之火，引火归原，为治虚阳

上浮、下元虚冷之要药。治下元虚衰、虚火上炎证，症见面赤、虚喘、汗出等。虚火上扰于心，心烦不得眠，可与黄连合用，如交泰丸。本品对寒邪内侵或脾胃虚寒所致的脘腹冷痛、食少便溏、寒疝等亦有良效，可单方或复方应用，还可治疗肾阳不足、命门火衰所致之阳痿、宫寒、腰膝酸弱。本品还有行气血、通经脉、散寒邪、止痛功效，治疗经寒血滞引起的痛经、闭经、腰痛、胸痹、阻疽、痈肿成脓不溃或已溃不敛。另外治疗气血亏虚，在补益气血方中加入少量本品可促进气血生长，如十全大补汤。现在老百姓炖肉时经常会放些肉桂调味，其中的药性也在炖肉中蕴藏了。

【用法】2~5g，入汤剂，1~2g，粉冲服。

【药理作用】本品具有强心、扩张血管、抗血栓形成、抗缺氧、抗氧化、改善性功能、保护肾上腺功能、利胆镇痛、镇静、解热、抗炎、抑菌等作用。

【使用注意】阴虚火旺、血热妄行者以及孕妇忌服，畏赤石脂。

附子、肉桂二药均能补火助阳，散寒止痛，常相须配伍，用于实寒证、虚寒证以及寒湿痹痛。附子可回阳救逆，长于温补脾肾；肉桂可温补命门之火，还可引火归原，温通经脉，并能促进气血生成，以及治阻疽和虚寒性溃疡等。

吴茱萸

本品辛能散，苦降泄，性热散寒，入肝、脾、胃经。辛温燥热力强而有小毒，既可温中散寒止痛，疏肝下气，治肝寒气滞引起的诸痛，方如吴茱萸汤，又可降逆止呕，治疗胃寒呕吐。吴茱萸还能制胃酸止痛，治肝郁犯胃所致胁痛口苦，与黄连配伍，方如左金丸。还可温脾补肾，助阳止泻，治疗脾肾阳虚、五更泄泻，如四神丸。本品外用可治疗高血压，用15~30g，每次打粉用醋调敷于足心，每夜敷，10天为1个疗程。治疗湿疹和神经性皮炎用本品打粉与凡士林制成软膏外敷。治疗口腔溃疡，本品打粉用醋调，敷于涌泉穴。治疗阳痿用本品与细辛各1g研粉，用酒调，敷于肚脐。

【用法】1.5~4.5g，外用适量。

【使用注意】阴虚火旺者忌服，有小毒，不宜久服、多服。

小茴香

本品辛散温通，入肝、肾经，能散寒、温肾、暖肝而止痛。治寒疝、腹痛、睾丸偏坠疼痛、少腹冷痛以及经寒引起的痛经。入脾胃经能温中理气、暖胃止痛，治疗胃寒呕吐以及寒凝气滞之脘腹胀痛。据报道该药亦可治嵌闭性小肠疝、鞘膜积液和阴囊象皮肿。

【用法】内服3~9g，入汤剂，外用适量。

花椒

本品辛散热燥，入脾、胃、肾经，有小毒，力强。功能温中散寒，止痛燥湿，消积食停饮，治心腹冷痛，呕吐呃逆，咳嗽气逆，风寒湿痹，泄泻，痢疾，疝气痛，还可杀虫，治蛔虫、蛲虫，治疗阴痒、疥癣及真菌感染。此外还可治疗阳虚腰痛。花椒也是老百姓烹调的调味品。

【用法】1.5~5g，入汤剂，外用适量。

【使用注意】有小毒，内服不可过量，阴虚火旺者忌服。

丁香

本品辛散温降，入脾、胃。善温胃，治呃逆呕吐、反胃泄泻。入肾暖肾，温肾助阳，治阳痿、宫冷、少腹冷痛、疝气等。丁香还可治疗真菌感染引起的脚气、股癣、头癣等。

【用法】3~10g，外用适量。

【使用注意】热病、阴虚火旺者慎用。

良姜

本品味辛性热，入脾、胃经。功能温中止痛，散寒止呕，治疗胃有寒凝引起的胃脘疼痛、呕吐、泄泻、噎膈反胃、食滞，如良附丸。

【用法】3~10g，入汤剂。

【药理作用】本品煎液对炭疽杆菌、溶血性链球菌、白喉杆菌、肺炎链球菌、葡萄球菌（金黄色、柠檬色、白色）、枯草杆菌都有不同程度的抑制作用。

【使用注意】阴虚火旺者忌用。

荜茇

本品辛能散寒，热能温中，入脾、胃经。善温中散寒，下气止痛，治疗脘腹冷痛、呕吐泛酸、泄泻、寒湿痢疾、寒疝、头痛、牙痛、鼻渊。

【用法】内服1.5~3g。

【使用注意】阴虚火旺者忌服。

胡椒

本品辛散温热祛寒，入胃、大肠经，善于温中下气、消痰解毒，治脘腹冷痛、寒痰食积、反胃、呕吐清水、泄泻，并解食物毒。据报道，本品还可治疗小儿消化不良性腹泻以及肾炎、神经衰弱。胡椒也是老百姓烹调的调味品。

【用法】1.5~3g冲服，外用适量。

【使用注意】阴虚火旺者忌服。

八、理气药

理气在中医八个治则中属于"和"法范畴。中医的八个治则大体可分排出、进补和体内调和三个走向。对于实证以排出泻下为主，对于虚证以补益为主，对于体内的气血运行紊乱，消化吸收不利，特别是虚实夹杂等证象，中医都是以调和为主。通过调和，重新使脏腑的阴阳平衡，使气血经络畅通。

陈皮

本品辛散苦降，芳香醒脾，入脾、肺经。既可健脾理气，治寒湿中阻证，症见胸腹胀满、不思饮食、脘腹疼痛、呕吐，如平胃散，又可燥湿化痰，温化寒痰，治湿痰、寒痰，为治痰之要药，如二陈汤。此外本品辛行温通，能行气、通痹、止痛，治疗胸痹、胸中气短、胸闷，与枳实、生姜配伍，方如陈皮枳实生姜汤。

【用法】5~10g。

【使用注意】有实热者慎用。

附：　　　　　　　　橘核

功能理气止痛，入肾、膀胱经，主治疝气、睾丸肿痛、乳腺炎、腰痛。

【用法】3~10g，入汤剂。

附：　　　　　　　　橘络

甘、苦，平，入肝、脾经，有通络、理气、化痰的功能，治疗久咳胸痛、痰中带血、伤酒口渴等症。

化橘红

本品辛散苦泄温燥，入肺、脾、胃经。功能理气化痰，治胸中痰滞、咳嗽气喘，又可健胃消食，治呕吐呃逆、饮食积滞、伤酒。

【用法】3~10g。

【使用注意】气虚、阴虚者慎用。

香橼

本品辛散苦降温通，入肝、脾、肺经。既可疏肝和胃，治疗肝气犯胃引起的脘腹胀满、两胁胀痛、呕吐呃逆、食少，又能理气化痰，治痰饮、咳嗽、气壅胸膈。

【用法】内服 6~12g。

【使用注意】阴虚血燥者、孕妇、气虚者慎用。

玫瑰花

在《本草正义》中是这样描绘玫瑰花的："香气最浓，清而不浊，和而不猛，柔肝醒胃，流气活血，宣通窒滞，而绝无辛温刚燥之弊。"本品味甘微苦，温可通，入肝、脾经。功能理气解郁、和血散瘀，治肺气犯胃，恶心呕吐，消化不良，泄泻。用本品代茶饮治肝郁吐血、月经不调，用本品制成玫瑰花膏治疗赤白带下、痢疾、乳腺炎、肿毒等。

【用法】3~6g。

青皮

本品辛散温通，苦降下行，入肝、胆、胃经。既善疏肝破气，治疗气滞之脘腹疼痛、两胁疼痛、乳腺增生、乳房胀痛、乳腺炎、寒疝腹痛，又可散结消滞，治癥瘕积聚、久疟癖块。

【用法】3~10g。

> 陈皮与青皮二药同出一物，均能行气消滞，用于食积气滞、脘腹胀痛，但陈皮性平和，归脾、肺经，作用偏于中、上二焦，主理脾肺气滞，并能燥湿化痰，治咳嗽痰多、胸闷不畅及湿阻中焦之胸闷腹胀和肝气乘脾之腹痛泄泻。青皮归肝、胆、胃经，作用偏于中、下二焦，主疏肝破气、散结止痛，治肝郁胸胁胀痛、乳房胀痛或结节、乳痛结块、疝气腹痛、癥瘕积聚及久疟癖块。

枳实

本品苦泄辛散，入脾、胃、大肠经。功能破气除痞，化痰消积，常用于治疗胃肠积滞、热结便秘以及湿热泄痢等证。若脾虚食积夹湿、泄泻，与白术配伍应用，方如枳术丸。

本品能行气化痰，消痞除满，治疗痰浊胸痹，如枳实薤白桂枝汤。痰热结胸，瓜蒌、半夏同用，如小陷胸汤。治气血阻滞的胸胁疼痛，与川芎配伍，如枳芎散。另外，本品还可治疗胃下垂、胃扩张、子宫脱垂、脱肛等。

【用法】3~9g。

【药理作用】本品有调节胃蠕动、抗胃溃疡、抗炎、利胆、镇静、镇痛、抗过敏、升血压、强心等作用。

【使用注意】脾胃虚弱者及孕妇慎用。

枳壳

本品辛散苦降泄，微寒入肺、脾、肝经，善破气消痰、行滞消胀，治胸膈痰滞、食积噫气、呕逆、下痢后重、脱肛、胃下垂、子宫脱垂。

【用法】内服 3~10g，大剂量 15~60g。

【使用注意】孕妇慎服。

佛手

本品辛散苦泄，性温，入肝、胃经。功能疏肝解郁，治肝郁气滞引起的胁胀、胸闷胁痛。入脾、胃经，理气宽中，治脘腹胀痛、胃痛、呕吐、噎膈。入肺经，化痰止咳，治痰饮咳喘，兼能解酒。

【用法】6~15g。

沉香

本品芳香辛散，温通祛寒，入脾、胃经，能降逆调中，行气止痛，治脾胃虚寒、呕吐呃逆、脘腹胀痛。味苦质重，直达下焦，入肾经，治气逆喘息、腰膝冷痛虚秘、小便气淋、男子精冷。

【用法】2~5g 入汤剂，1~1.5g 研粉冲服。

【使用注意】阴虚火旺者慎用。

木香

本品辛香温通，苦燥而泄，入脾、胃、大肠、三焦、胆经。本品能通理三焦，善行脾胃气滞，为行气止痛之要药。治疗脘腹胀痛，又有健脾消食之功，治脾虚气滞证，与枳实、白术合用。本品还可行大肠之滞气，治湿热泻痢、里急后重，与黄连配伍，如香连丸。

本品还能疏肝利胆，治气机阻滞之腹痛、胁痛、黄疸，还可治胸痹。此外，本品有醒脑开胃之功，与补益药同用可减轻补益药的腻胃和滞气之弊。《本草汇言》曰："治气之总药，和胃气，通心气，降肺气，疏肝气，快脾气，暖肾气，消积气，温寒气，顺逆气，达表气，通里气，管统一身上下内外诸气，独推其功。"

【用法】3~10g，外用适量。

【使用注意】阴液不足者慎用。

乌药

本品辛温香散，入肺、脾、肾、膀胱经。功能行气止痛，温肾散寒，治胸腹胀痛，宿食不消，反胃吐食，胸闷胁痛，疝痛，痛经，还可治肾阳不足，膀胱虚寒引起的小便频数、遗尿等。

【用法】3~10g。

檀香

本品芳香辛散，温通止痛，入脾、胃、心、肺经，善理气和胃，能引胃气上行，温中散寒，治心腹疼痛，噎膈呕吐，胸膈不舒，脘腹冷痛，胸闷胀痛。中国的寺院中敬香礼佛，香火不断。这些香就有檀香、沉香等香。除了敬佛的禅意外，烧香的确有助于理气，庙堂中人气定神闲可能与此有一定的关系。

【用法】3~6g。

薤白

本品辛散苦泄，温通，入肺、胃与大肠经，功善理气散结，宽胸导滞，上能散阴寒凝结而温通心阳，治胸痹心痛彻背，脘痞不舒，干呕，下能行大肠之滞气，治胃肠气滞、泻痢后重。

【用法】5~10g，外用适量。

【使用注意】气虚者慎服。

荔枝核

本品甘，微苦，性温，入肝、胃经。功能行气祛寒散滞止痛，治疗肝气犯胃引起的胃脘痛，寒疝腹痛，睾丸肿痛，痛经，产后腹痛。

【用法】5~10g。

【使用注意】气虚或有内热者慎用。

香附

本品辛散苦降，微甘能和。《本草纲目》称："气病之总司，女科之主帅也。"入肝经而善疏肝理气，治肝郁气滞之胁痛、腹痛，如柴胡疏肝散，治寒凝气滞，肝气犯胃之胃脘痛，与高良姜配伍，如良附丸。本品疏肝解郁，行气散结，调经止痛，治疗月经不调、痛经、乳房胀痛，与柴胡、川芎、当归配伍，如香附归芎汤。另外还可治气滞腹痛。

【用法】6~12g，盐炙能补肾气，酒炙能行经络，醋炙能消积聚止痛，姜炙则化痰饮，生则上行胸膈，外达皮肤，熟则下走肝肾，外彻腰足。

【药理作用】本品有解热、镇痛、抗炎、强心、抑菌等作用。

【使用注意】气虚无滞、阴虚血热者慎用。

木香、香附、乌药均能行气止痛，可治气滞腹痛，但木香善行脾胃、大肠气滞，消食健胃，可用于治疗脾胃气滞之脘腹胀满、痢疾里急后重等症。香附药性平和，并长于疏肝解郁，为调经止痛之要药，多用于治疗肝郁气滞所致胸胁胀痛、月经不调等症。乌药上入脾、肺，下达肾与膀胱，长于散寒止痛，并能温肾，长于治寒凝气滞而致胸胁脘腹诸痛、寒疝腹痛以及肾阳不足而致的小便频数与遗尿。

川楝子

本品苦降清热，有小毒，入肝、胃、小肠经。功能行气止痛，治疗肝郁化火、肝胃不和引起的胸胁脘腹胀痛，疝气痛，热厥心痛，虫积腹痛，外用可治头癣。

川楝子配延胡索，川楝子性寒，能理气止痛，延胡索性温，能活血行气止痛，两药合用，行气活血止痛，主治气滞血瘀诸痛。

【用法】3~9g。

【使用注意】本品有小毒，不宜过量或长期服用，以免中毒。脾胃虚寒者慎用。

大腹皮

本品辛散微温，入脾、胃、大小肠经。功能下气宽胸，利水消肿，治疗脘腹痞胀，周身水肿，小便不利，还可治疗肝硬化腹水、肾病水肿、脚气等。

【用法】入汤剂 6~10g，外用适量。

【使用注意】气虚体弱者慎服。

甘松

本品芳香辛散，温能通络，归脾、胃经。功能行气止痛，开郁醒神，治寒凝气滞引起的脘腹胀痛，不思饮食，胃痛，胸腹胀满，头痛，癔病，脚气。

【用法】3~10g。

【药理作用】本品有抗心律不齐，扩张支气管、大肠、小肠、子宫平滑肌以及治哮喘、咳嗽、腹泻等作用。

【使用注意】气虚血热者忌服。

九、消食药

消食在中医八个治则中也属于"消"法范畴。消食药通过调和脾胃、消化积食治疗脘腹胀满等症。

山楂

本品酸甘微温，入脾、胃、肝经，既可消食积，又能治各种饮食积滞，尤善治油腻肉食之积，还可活血化瘀，治瘀血引起的痛经、经闭以及产后瘀阻引起的腹痛、疝气偏坠胀痛。本品炒焦有止泻作用，可治泻痢、腹痛、疝气痛。另外酸能安虫，治疗绦虫病。

【用法】入汤剂 9~15g，大剂量 30g。生山楂消食化积、活血化瘀；焦山楂消食导滞力强，还有止泻之功。

【药理作用】本品具有降血脂、助消化、抗动脉粥样硬化、抗心绞痛、强心、降血压、抗心律失常、增加冠状动脉血流量、扩张血管、抗真菌、抗癌等作用。

神曲

本品甘辛性温，入脾、胃经，既可健脾消食，和胃调中，又可回乳疏肝，治饮食停滞、消化不良、脘腹胀满、不思饮食、呕吐泄泻，还可治疗产后瘀血腹痛。

【用法】6~15g 入汤剂，消食多用炒焦品。

麦芽

本品味甘性平，入脾、胃、肝经，主消米面饮食积滞，有健胃之功，又回乳消胀，用于断乳、乳房胀痛等。还可疏肝，用于肝气郁滞或肝胃不和引起的两胁脘腹胀痛，呕吐泄泻。

【用法】9~15g，大剂量 30~120g，回乳、消积食均用焦制品，疏肝用生品。

神曲性温，能消米面食积，又和胃；麦芽性平，能消米面食积；山楂主消油腻肉食食积。三药均以炒焦能力最强。三药合用消一切食积，又健胃和中，治疗一切消化不良。三药合用习称"焦三仙"。

鸡内金

本品辛甘性平，入脾、胃、小肠、膀胱经。本品消食化积，又有健脾运胃之效，广泛应用于米、面、薯、蓣、乳、肉等各种食积证。可单用或复方应用。还可固精止遗，治肾虚遗精、遗尿，亦可治肾结石、胆结石、泌尿系感染及结石等，多与金钱草合用。

【用法】3~10g，入汤剂，研粉效果比煎剂更佳。

莱菔子

本品味辛性平，入脾、胃经，可消食除胀，治食积气滞，脘腹胀满。亦入肺经，可降气化痰，治咳嗽气喘、痰多、胸闷食少，与白芥子、苏子同用，如三子养亲汤。此外，本品还可治疗泻痢后重。

【用法】6~10g。

【使用注意】气虚无食积、痰饮者慎用。

十、驱虫药

驱虫在中医八个治则中属于"下"法范畴。虫子属于实邪，必须排出体外，身体才得安宁。随着社会的发展，卫生条件越来越好，现在已经很少虫病，此类药物的应用也越来越少。

苦楝皮

本品苦能燥湿，寒能清热，有毒，入脾、胃、肝经。内服杀蛔虫、绦虫、钩虫，外用杀皮肤寄生虫、抗真菌感染，治疗癣、体癣、头癣、脚气、湿疹等。

【用法】4.5~9g，外用适量。

【使用注意】本品有毒，不易过量、持久服用。

使君子

本品气香甘温，入脾、胃经，可杀虫消积，治蛔虫、绦虫，又可治小儿疳积、乳食积滞、腹胀、泻痢。

【用法】6~10g，小儿每日 1~1.5 粒，总量不超过20 粒，炒香嚼服。

【使用注意】本品有不良反应，不可大剂量服用，服药时忌饮茶。

槟榔

本品辛散苦降，温通，入胃、大肠经，能杀绦虫、蛔虫、蛲虫、钩虫、姜片虫等肠道寄生虫，并可泻下，有助于祛除虫体，对蛲虫、姜片虫效果最佳。本品还有消积导滞作用，治疗食积气滞、泻痢后重，与木香、大黄等合用，如木香槟榔丸。还可治寒湿脚气肿痛和水肿实证。治疗疟疾与常山、草果合用。

【用法】6~15g。单用，杀绦虫、姜片虫时用至60~120g。生用力强，炒炙力缓，鲜品强于陈旧品。

【使用注意】脾虚便溏、气虚下陷者以及孕妇慎用。

南瓜子

本品甘平，气香油润，入胃、大肠经。可杀绦虫，与槟榔合用亦可杀钩虫。治血吸虫病须生用，大量久服。

【用法】60~120g。

雷丸

本品甘寒，有小毒，入胃、大肠经。杀绦虫、蛔虫、蛲虫、钩虫等，还可消积，治小儿疳积。

【用法】6~10g，入汤剂或入丸、散。

十一、止血药

止血在中医八个治则中属于"和"法范畴。这么说虽然有点牵强，但也是合乎逻辑的。此类药的目的是不让体内的精华流失到体外。人如果失血，体内的阴阳平衡会立即被打乱，甚至因此而失去生命。

1. 凉血止血药

大蓟

本品甘苦性凉，入心、肝经。可清血分热邪而凉血止血，治血热妄行之咯血、吐血、崩漏、尿血，又可散瘀解毒而消痈肿热毒。本品还有降压作用。

【用法】9~15g，鲜品可用 30~60g，外用适量。

小蓟

本品甘苦，性凉，归心、肝经。治血热出血证及热毒疮肿，对血热妄行所致咯血、尿血、吐血、尿血及崩漏，皆可应用本品。小蓟还能利尿通淋，尤善治尿血、血淋。治热毒疮肿可单用内服，也可外敷。

【用法】9~15g，鲜品可用 30~60g，外用适量。

地榆

本品苦寒降泄，酸可收敛，入肝、胃、大肠经。作用偏于下焦，可凉血止血，治血热出血，如咯血、吐血、尿血、便血、痔血、崩漏及月经过多。本品外用能泻火、解毒、敛疮，治烫伤、痔疮、湿疹、疮痒痈肿，可单味麻油调敷。

地榆配槐角，地榆可清下焦血分之热而凉血止血，槐角可清大肠之火而凉血止血，两药相须配伍治痔疮出血及便血。

【用法】9~15g 入汤剂，外用适量。

【使用注意】凡虚寒性便血、下痢、崩漏及出血有瘀者慎用。对大面积烧伤患者不宜使用地榆制剂外涂，以防其所含水解型鞣质被机体大量吸收而引起中毒性肝炎。

槐角

本品苦寒降泄，入肝、大肠经，作用偏于大肠。功能凉血止血，治血热出血、肠风便血、痔疮出血、崩漏、血淋、血痢。还可清热润肝，治疗心胸烦闷、风眩欲倒、阴疮湿痒。

【用法】内服 6~15g，入煎剂，外用烧存性研磨调敷。

【使用注意】脾胃虚寒者及孕妇忌服。

槐花

本品味苦，性微寒，入肝与大肠经。可清热凉血、止血，治血热妄行引起的各种出血证，最擅长治便血和痔疮出血，又可清泻肝火，治疗肝火上炎之头痛目赤等，可治疗高血压。

【用法】9~15g，止血用炒炭品，泻火用生品。

【使用注意】脾胃虚寒者慎用。

侧柏叶

本品苦寒清泄，微涩收敛，入肝、肺、大肠经。可凉血止血，治内外伤各种出血，血热用生品，虚寒者用炒炭。还可清肺化痰、止咳，治疗肺热咳喘、痰多。外用可治烫伤与脱发。另外本品每日15g代茶饮治疗高血压。本品还可治疗胃及十二指肠溃疡引起的出血。

【用法】9~15g，外用适量。止血多用炒炭，化痰多用生品。

【使用注意】本品多服久服可导致头晕、恶心，不宜多服久服。

白茅根

本品甘寒清利，入血分，能凉血止血，治血热妄行引起的咯血、衄血、吐血、尿血等。入气分能清肺胃之热而生津止呕，治疗热病烦渴、胃热呕吐、肺热咳嗽。入膀胱经能清热利湿、利尿，治血淋、热淋、小便不利、水肿及湿热黄疸。

【用法】15~30g，鲜品可翻倍，以鲜品为佳。

2. 化瘀止血药

三七

本品甘能补虚，苦泄温通，主泄兼补，入肝、胃经。既善于止血，又能化瘀生新，有"止血不留瘀，化瘀而不伤正"的特点，对人体各种内外出血，无论有无瘀滞均可应用。可单味应用，也可复方应用。对创伤出血可研粉，外敷应用。本品有活血化瘀、消肿止痛之功，治疗跌打损伤、瘀滞肿痛，为伤科之要药，可单味或与其他活血化瘀药合用。

本品还可治疗胸腹刺痛。用本品治疗心绞痛，每次口服三七粉 0.5g，每日 3 次，重症加倍，1 个月为 1 个疗程。

【用法】3~10g 研粉吞服，外用适量。用于止血每日内服量最好不超过 1g，用于活血化瘀每日内服量应大于 1.5g，如治疗心脏病每日应大于 3g。

【药理作用】三七粉有明显的增加冠状动脉血流量的作用，能够降低心肌耗氧量，降低动脉压，略降心率，减少心脏负荷，还可降血脂、降胆固醇。本品还有扩张血管、抗血栓、抗脑缺血、抗炎镇痛、镇静、增强肾上腺皮质功能、调节糖代谢、保肝、抗衰老、抗辐射、抗菌及抗肿瘤等作用。

【使用注意】孕妇慎用，血热及阴虚火旺者不宜单用。

茜草

本品苦寒降泄，入肝经血分，功能凉血止血，活血化瘀，因炮制不同功效各异。炒炭品用于治疗血热妄行或血瘀络脉的出血证，如吐血、衄血、崩漏、尿血、便血等。生品用于治疗痛经、经闭、跌打损伤、风湿痹痛。

【用法】10~15g，止血用炒炭，活血用生品。

【药理作用】本品可治疗慢性气管炎，而且止咳作用强，祛痰、平喘次之，有一定消炎作用。

蒲黄

本品甘缓不峻，性平，入肝与心包经，生用活血化瘀、止血、利尿，治疗吐血、咯血、衄血、尿血、崩漏、外伤出血，以治尿血疗效最好，并能治胸腹瘀血疼痛、痛经、产后瘀阻腹痛、跌打损伤及血淋涩痛、小便不利。炒炭止血力强，亦治各种出血证。

蒲黄配五灵脂为失笑散。蒲黄与五灵脂均以炒炙品为佳，有活血化瘀、散结止痛之功，一切血瘀作痛、痛经、闭经、产后恶露不行，均可应用。

【用法】3~9g。

降香

本品辛散温通，色赤入血分，功能活血止痛，理气止血，治吐血、咯血、跌打损伤出血。本品显著增加冠状动脉血流量，减慢心率，调整心率，治冠心病、心绞痛以及气滞血瘀引起的胸胁痛、胃脘腹痛等心胃气痛。

【用法】3~6g，宜后下，研末吞服。

【使用注意】阴虚火旺者慎用。

3. 收敛止血药

白及

本品干涩质黏，苦寒清泄，入肺、肝、胃经，功善收敛止血，可治疗体内外各种出血证，如咯血、咳血、衄血、吐血、外伤出血。因其主入肺、胃经，临床上多用治肺胃出血证。如验方独圣散，治各种内出血证，用单味研末，以糯米汤送服，治咯血配枇杷叶、阿胶等，如白及枇杷丸，治吐血可与生地、牡丹皮等配伍，如白及汤，治衄血，白及研粉冷水调敷。外伤创伤出血用白及研末外敷。

本品寒凉苦泄，能消肿生肌，散热敛疮，治疗痈肿疮疡，手足皲裂。

白及配乌贼骨，白及收敛止血，消肿生肌，乌贼骨收敛止血，制酸止痛，敛疮，两药合用，不但止血力强，且促进溃疡愈合，治胃及十二指肠溃疡之吐血、便血。

【用法】3~9g 研末服，每次 1.5~3g，外用适量。

【使用注意】不能与乌头类药材同用。

仙鹤草

本品苦能解毒，涩能收敛，归肺、肝、脾经，既善收敛止血，治咯血、咳血、衄血、尿血、吐血、便血、崩漏，还能止痢截疟解毒。治久泻久痢、疟疾疮肿，又善杀虫止痒，治滴虫性阴道炎所致的阴痒带下。

【用法】10~15g，大剂量30~60g，外用适量。

藕节

本品甘涩收敛，入心、肝、胃经，能收敛止血，还可化瘀。可治咳血、咯血、衄血、吐血、便血、尿血、崩漏、外伤出血。鲜品性平偏凉，主治出血兼热，炒炭性平偏温，无论寒热均可应用。

【用法】10~15g，大剂量30~60g。

炮姜

本品苦辛温散，入脾、胃、肝经，可温经止血，治疗虚寒性吐血、便血、崩漏，又可温中止痛，治脾胃虚寒性腹痛、呕吐泄泻。

【用法】10~15g，外用适量。

【使用注意】血热、阴虚火旺之出血者慎用。

棕榈炭

中药炒炭后都有止血的功能。本品苦涩收敛，性平，入肺、肝、大肠经，功能收敛止血，治疗咯血、咳血、衄血、吐血、血淋、尿血、崩漏、下痢、带下。

【用法】9~15g，外用适量。

血余炭

本品是由人体的头发洗净后闷煅成炭而成，其味苦性温，入心、肝、肾经，既可收敛止血，治疗咳血、咯血、衄血、吐血、便血、尿血、崩漏等证，又可化瘀利尿，治疗小便不利，还可生肌敛疮，治疗疮疡溃后，久不收口等。血余炭亦可治烫伤。

【用法】5~10g，外用适量。

十二、活血化瘀药

活血化瘀在中医八个治则中属于"和"法范畴。活血化瘀药能够使气血通畅，改善血液的高凝状态。现在全球冠心病肆虐，西医治疗血栓的手段有效，除了急救时使用溶栓药，就是搭桥和放置支架等，免不了有后遗症。中医的活血化瘀药可以在治疗血栓等方面大显身手。许多患者在服用此类药之后神奇地发现血栓消失了。中药的活血化瘀药又分成以下几种类型。

1. 活血止痛药

川芎

本品辛散温通，入血走气，上行头颠，下走血海，又能活血行气，是治疗气滞血瘀之要药，可治疗胸痹心痛、胁肋胀痛、腹部诸痛。本品可下调经水，中开郁结，为治疗妇科的常用药。能活血调经，治疗月经不调、痛经、经闭、难产、产后恶露不下、瘀阻腹痛，被前人誉为"血中之气药"，本品还能上行头目，为治疗头痛的常用药。

治头痛，不论属风寒、风热、风湿、血虚、血瘀者，均可随证配伍应用，故前人有"头痛不离川芎"之说。另外，本品也经常用于跌打损伤，疮痈肿痛。本品辛散温通，治疗风湿痹痛。

【用法】5~10g，大剂量可到30g。

【药理作用】本品用量小时可对子宫平滑肌有收缩作用，用于催产，用量大时对子宫平滑肌有松弛作用，可用于保胎。还可抑制血管平滑肌收缩，扩张冠状动脉，增加冠脉血流量，降低外周血管阻力，改善微循环，抑制血小板凝集，抗血栓形成，降血压，并有促进骨髓造血、镇静、解痉、调节免疫功能、抗放射、抗肿瘤等功能。

【使用注意】阴虚火旺、气虚多汗、月经过多及出血性疾病者均不宜使用。

延胡索

本品辛散苦泄温通，入心、肝、脾经。能行气中血滞，血中气滞，可治"一身之上下诸痛"，为活血化瘀、行气止痛之良药，无论全身各部位何种疼痛均可配伍应用，其活血化瘀止痛作用显著，且药力持久。还可以治疗月经不调、癥瘕、崩中、产后血晕、恶露不尽、跌打损伤。

【用法】内服 5~10g，研末冲剂 1~1.5g，用醋炙止痛作用增强。

【药理作用】本品有镇痛、镇静、催眠、抗惊厥、扩张冠状动脉、增加冠脉血流量、抗心肌缺血、抑制血小板凝集、抗血栓、抗血律失常及抗溃疡等作用。

【使用注意】孕妇忌服。

穿山甲

本品咸软微寒，性善走窜，入肝、胃经。功能活血散结、通经下乳，治癥瘕痞块，瘀血引起的痛经、经闭、痹痛拘挛、中风瘫痪、跌打损伤、乳汁不下。还可消肿排脓，治疗痈肿疮毒，未成脓可散，已成脓可溃，还治瘰疬、痰核。

【用法】3~9g，研末服 1~1.5g。

【使用注意】孕妇忌服。穿山甲为国家一级保护动物，故现临床已不再应用，多用其他药品代替。

水蛭

本品咸能胜血，苦能降泄，有小毒，入肝经，可破血逐瘀，治疗血瘀引起的闭经、癥瘕积聚、跌打损伤。

【用法】内服 3~6g，烘干研末吞服 0.3~0.5g。

【使用注意】孕妇忌服。

郁金

本品辛散，苦寒降泄，入血走气，归心、肝、胆经，为活血、凉血、行气的常用药，治疗气滞血瘀引起的胸腹胁肋胀痛或刺痛、月经不调、痛经，还可凉血清心、疏肝解郁，用于治疗痰浊蒙蔽心窍，热陷心包导致的神昏、癫痫，亦可利胆退黄，治湿热黄疸、肝胆或泌尿系结石。

【用法】6~12g，入汤剂。

【使用注意】反丁香。

姜黄

本品辛散苦泄温通，入肝、脾经，入血走气，功善破血行气，通经止痛，还可疏散风寒湿邪，治疗心腹痞满胀痛、癥瘕、妇女血瘀经闭、产后瘀停、腹痛、跌打损伤、风湿痹痛、肩臂痛、疮疡肿毒、皮癣痛痒。

【用法】5~9g，外用适量。

【使用注意】孕妇慎用。

> 郁金与姜黄二药为同一植物的不同用药部位，均能活血散瘀，行气止痛，用于气滞血瘀之证。姜黄性温行散，祛瘀力强，以治寒凝气滞血瘀，并可兼治风寒湿痹。郁金苦寒降泄，行气力强，可凉血，治血热瘀滞之证，又能利胆退黄，清心解郁，用于湿热黄疸、热病神昏等证。

乳香

本品辛香行散，苦泄温通，入心、肝、脾经，功能活血行气，散瘀止痛，还可消肿生肌，治疗血瘀诸痛、痛经、闭经、胸胁脘腹刺痛、产后血瘀刺痛、痹痛拘挛、跌打损伤、肠痈、疮疡肿痛、溃后不收口。

【用法】3~10g，外用适量。

【使用注意】胃弱者慎用，孕妇忌服。

没药

本品辛散苦泄，入心、肝、脾经。功能活血止痛，消肿生肌，治疗胸胁脘腹刺痛以及血瘀引起的痛经、闭经、癥瘕、痹痛拘挛、跌打损伤、肠痈、疮痈肿痛、溃不收口。

【用法】3~9g，外用适量。

【使用注意】胃弱者慎用，孕妇忌服。

五灵脂

本品苦泄温通，入肝、脾经，生用活血通脉而止痛，治心腹血瘀诸痛、妇女经闭、产后瘀血作痛，炒用可化瘀而止血，治疗瘀阻引起的崩漏下血、经水过多、赤带不绝。另外，外用治疗蛇、蝎、蜈蚣咬伤。生用活血止痛，炒用化瘀止血。

【用法】5~10g，入汤剂，包煎，外用适量。

【使用注意】孕妇慎用，不宜与人参同用。

2.活血调经药

丹参

本品苦寒清泄，入血分，归心包、肝经。善活血调经，治疗月经不调、血瘀经闭、痛经、产后瘀滞腹痛。本品为妇科调经之常用药，能祛瘀而不伤正，在临床上广泛用于治疗各种瘀血证，对于血热瘀滞效果尤佳。本品还可祛瘀止痛，通行血脉，治疗血脉瘀阻的胸痹心痛、脘腹疼痛、癥瘕积聚、跌打损伤、风湿痹痛。此外，本品苦寒清泄，能凉血活血，清热消痈，与清热解毒药合用，治疗疮痈肿毒。

本品可清新安神，与酸枣仁同用治疗热病神昏、烦躁、心悸、失眠。古人云："一味丹参散，功同四物汤"，主要因它有祛瘀生新、凉血清心之功。

【用法】15~30g，酒炒可增强活血之功效，此外，现在市面多为人工栽培之品，要想取得相应疗效，应用时可适当加量。

【药理作用】本品具有扩张冠状动脉、增加血流量、抗心肌缺血、改善微循环、降低心肌耗氧量、改善心功能、增强心肌收缩力、降血压、降血脂、抗凝血、抗血栓、保肝、抗过敏、调节免疫功能、抗炎、镇静、抗菌等作用。

【使用注意】反藜芦。

红花

本品辛散温通，入心肝血分，为活血化瘀、通经止痛之常用药，可治疗妇产科血瘀病证，如血瘀经闭、痛经、产后瘀阻腹痛。与四物汤配伍，如桃红四物汤。

本品活血通经，可治癥瘕积聚，与破血消癥药合用，如三棱、莪术等。

治疗胸痹心痛、血瘀腹痛、胁痛、跌打损伤、瘀滞肿痛，还可用于治疗瘀热阻滞之斑疹色暗。此外，还用于回乳、瘀阻性头痛头晕、中风偏瘫。

【用法】3~10g，小剂量活血，大剂量破血催产。

【药理作用】本品有兴奋子宫、扩张血管、改善微循环、降低冠状动脉外周阻力、增加冠状动脉血流量、抗心肌缺血、抗凝血、抗血栓、降血脂、抗炎等作用。

【使用注意】孕妇、月经过多者忌服。

桃仁

本品苦泄，性平，入心、肝经，走血分，可活血化瘀，治血瘀引起的经闭、痛经、产后瘀阻、癥瘕、跌打损伤，又入肺、大肠经，可活血消痈，治疗肺痈，与清热解毒药合用，如大黄牡丹汤。

本品是种仁，甘润多脂，能润燥通便，还可降肺气，有止咳平喘之功。

【用法】6~9g，宜捣碎入汤剂。

【药理作用】本品有兴奋子宫、抗凝血、抗血栓、抗炎、抗过敏、镇痛、镇咳、润肠缓泻等作用。

【使用注意】孕妇忌服。

> 红花、桃仁均能活血祛瘀，相须配伍治疗血瘀经闭、痛经、产后血瘀腹痛。桃仁活血作用较强，适用于下焦瘀血，寒热均可，还有润肠通便、止咳平喘之功。红花祛瘀力弱，长于通利血脉，常用于血脉瘀滞，还可活血消斑，治瘀滞斑疹色暗等。

益母草

本品辛散苦泄微寒，清热，入心、肝、膀胱经，可活血化瘀调经，作用平和，为妇科经产之要药，治疗月经不调以及血瘀引起的闭经、痛经、产后腹痛、恶露不尽，还可利尿消肿，治疗水肿、小便不利，尤宜治疗水瘀互阻的水肿。亦可清热解毒，治疗疮痈肿毒、皮肤瘾疹。

【用法】9~30g，大剂量30g，外用适量。

【药理作用】本品有显著的兴奋子宫作用，能够增加冠状动脉血流量，减慢心率，利尿，降血压，抗血小板聚集，抗血栓形成，抑制真菌，增强细胞免疫功能。

【使用注意】孕妇忌服。

怀牛膝

本品苦酸甘，性平，下行入肝、肾经，生用行散通利，善活血祛瘀，性善下行，长于通经脉，为治疗妇科病常用药，主治月经不调、痛经、经闭、难产、产后瘀阻、腹痛、癥瘕、跌打损伤。又可利尿通淋，治湿热下注引起的小便不利、水肿、小便涩痛、足膝肿痛。本品还可以引火（血）下行，治肝阳上亢之眩晕、头痛以及胃火上炎引起的牙龈肿痛、口舌生疮、吐血、衄血等证。此外，酒炙牛膝长于补虚，可补肝肾、强筋骨，治肝肾不足、腰膝酸软、筋骨无力、风湿痹痛、痿证。

苍术配黄柏为二妙丸，苍术苦温，燥湿健脾，祛风湿，黄柏苦寒，清热燥湿。加牛膝活血通经，利尿通淋，引火下行，为三妙丸，治疗下焦湿热引起的足膝肿痛、痿软无力、湿疹、湿疮等。

【用法】9~30g，生用活血通经，炙用补肝肾、强筋骨。

【使用注意】孕妇，月经过多、梦遗滑精者忌服。

鸡血藤

本品苦泄温通，微甘能补，入肝、肾经，能行血、补血，治疗血瘀、血虚引起的月经不调、痛经、经闭、跌打损伤、面色萎黄，又能舒筋活络，治肢体麻木、瘫痪痹痛。

【用法】9~15g，大剂量用至30g。

3. 破血消癥药

三棱

本品苦泄辛散，入肝、脾经，有破血行气、消积止痛之功。治经闭腹痛，痛经，癥瘕积聚，食积不化，脘腹疼痛，产后腹痛，心腹疼痛，跌打损伤，疮肿坚硬。

【用法】3~10g，醋制可增强止痛作用。

【使用注意】孕妇和月经过多者忌用。

莪术

本品辛散苦泄温通，入肝、脾经。功能破血行气，消积止痛，治疗血瘀引起的痛经、经闭腹痛、癥瘕积聚以及饮食停滞于胃造成的脘腹疼痛。

三棱与莪术功效相近，在临床上经常在一起相须配伍，二者配伍后破血行气、消积止痛的功能更强，凡血瘀及食积重症均可应用。

【用法】3~10g入汤剂，醋炙增强止痛作用。

【药理作用】本品有抑制血小板凝集、抗血栓形成、抗炎保肝、增强免疫功能、抗癌、升高白细胞、抗菌等作用。

【使用注意】孕妇和月经过多者忌用。

十三、化痰止咳平喘药

化痰止咳平喘在中医八个治则中也属于"消"法范畴。中医的实证病分寒热，中医的痰也分寒热，寒痰用热药，热痰用寒药，药性不对则治疗效果会打折扣，甚至越治越重。中医的痰分有形之痰和无形之痰。有形之痰就是看得见的痰，如通过咳嗽咳出的痰、呕吐出来的痰涎，甚至久泻久痢后排出的黏液等，无形之痰无形存在于体内，无处不到，虽不可见但对人体的危害更大。凡是牵扯咳喘的通常都指有形之痰。化痰止咳平喘药一般分以下几类。

1. 温化寒痰药

半夏

本品辛散温燥，入脾、胃、肺经，祛痰燥湿，治疗湿痰、寒痰，与陈皮、茯苓、甘草配伍，方如二陈丸。

治胃热呕吐、胃寒痰饮呕吐，是治疗呕吐的常用药。

治多发于中青年妇女、因肝气郁结所致的梅核气（吐不出来，咽不下去，觉得喉咙有异物），与厚朴、苏叶配伍，方如半夏厚朴汤。

治疗瘿瘤痰核，本品有消痰散结之功，与海藻、昆布配伍。

【用法】3~10g 内服，须用制品，姜半夏善降逆化痰，法半夏善于燥湿，清半夏燥湿化痰，降逆止呕。

【使用注意】反乌头，阴亏、燥咳、血证及热痰者慎用。

2. 清化热痰药

瓜蒌

本品味甘性寒，入肺、胃、大肠经，既能够清热润燥、祛痰，治肺热咳嗽，痰稠不易咳出，又能利气宽胸，治疗冠心病、心绞痛、心肌梗死，与薤白、半夏配伍，方如瓜蒌薤白半夏汤。治痰热互结于胸中，与黄连、半夏配伍，方如小陷胸汤，与清热解毒药配伍，治疗肺炎、阑尾炎、乳腺炎，此外，瓜蒌仁还有润肠通便的作用。

【用法】瓜蒌皮 6~12g，全瓜蒌 9~12g，瓜蒌子

9~15g。

【使用注意】反乌头类。

桔梗

本品辛开苦降，归肺经，有宣肺、祛痰、利咽、排脓之功。治疗咳嗽、痰多，因其性平，故咳嗽不论属寒、属热，有痰、无痰均可应用，可利咽，治咽喉肿痛、失音，配牛蒡子、甘草合用，如桔梗汤。

本品是治疗肺痈的常用药，它可促使肺部排出大量脓痰，多与鱼腥草、冬瓜合用。

【用法】3~9g。

【药理作用】本品有祛痰、镇咳、抗炎、镇静、解热、降血糖、降血脂等作用。

【使用注意】呕吐、呛咳、眩晕、阴虚火旺、咯血者不宜用，十二指肠溃疡者慎服。

川贝母

本品微寒，苦降甘润，入肺、心经，既可清热化痰、润肺止咳，治疗燥痰与热痰咳嗽，又可治肺虚劳嗽和肺燥干咳。

本品有散结消肿之功，治甲状腺结节常与玄参、牡蛎等配伍，如消瘰丸，治乳腺炎与蒲公英配伍，治肺炎与鱼腥草配伍。

【用法】3~9g，打碎入汤剂；研细粉，每次1~1.5g，冲服。

【**药理作用**】本品有镇咳、祛痰、降血压、松弛肠肌、兴奋子宫平滑肌和升高血糖的作用。

【**使用注意**】反乌头，脾胃虚寒及有湿痰者慎用。

浙贝母

本品苦寒清泄，入肺、心经，既可清热化痰，治疗肺热咳嗽与黄芩配伍，治风热咳嗽与桑叶、前胡配伍应用，又可散结消痈，治瘰疬与元参、牡蛎配伍，治瘿瘤与海藻、昆布配伍，治乳腺炎与蒲公英、连翘配伍，治肺炎与鱼腥草、芦根配伍。

【**用法**】5~9g。

【**药理作用**】本品有镇咳、镇静、祛痰、降血压、镇痛等作用。

【**使用注意**】反乌头。

胖大海

本品甘寒质轻，上入肺经，润肺利咽，治疗肺燥引起的干咳无痰、喉痛、声音嘶哑、牙痛、扁桃体发炎，下入大肠经，润肠通便，治痔疮、肠热便血、燥热便秘。

【**用法**】3~5 枚，泡水或入汤剂。

【**药理作用**】本品有泻下、利尿、降压、镇痛等作用。

【**使用注意**】本品性寒滑肠，故脾虚便溏者忌服。

海藻

功能软坚，消痰利水，泻热，治疗甲状腺结节、甲状腺瘤、积聚水肿、脚气、睾丸肿痛。

【**用法**】9~30g。

【**药理作用**】本品有治甲状腺疾病、降血脂、抗真菌、降血压、减肥、止血等作用，亦可作为血液扩容剂。

【**使用注意**】反甘草。

昆布

昆布就是海带。本品咸寒，可软坚散结，入肝、胃、肾经，软坚消痰，又可利水，治疗甲状腺结节、瘿瘤、脚气、肿痛、水肿、小便不利、睾丸肿痛、带下等症，还有减肥的作用。

【**用法**】9~15g。

【**药理作用**】本品可用来纠正由缺碘引起的甲状腺功能不足，此外还有降压、止咳平喘、抗癌、止血、降血脂等作用。

海蛤壳

本品苦寒清泄，咸能软坚，入肺、胃经，生用清肺热，祛脓痰，消痰结，治肺热痰火咳嗽、瘿瘤、痰核、瘰疬、水气肿、小便不利，煅用制酸止痛，治胃痛反酸。

【用法】9~15g，宜打碎先煎，蛤粉宜包煎，入丸散1~3g，制酸止痛宜煅用。

海浮石

本品咸寒质轻，入肺、肾经，功能清肺化痰，软坚散结，通淋，治疗痰热咳嗽、老痰积块、甲状腺瘤、甲状腺结节、疝气、疮肿、目翳、各种淋证。

【用法】入汤剂9~15g，入丸散。外用研末撒。

【使用注意】虚寒咳嗽者忌服。

礞石

本品甘咸软坚，其性下行，善消痰下气，平肝镇惊，治疗顽痰、老痰胶结之气逆咳喘，中医认为痫证为痰迷心窍，故本品可治痰积惊痫。

【用法】6~9g，宜打碎包煎，入丸散1.5~3g。

【使用注意】孕妇忌用。

竹沥

本品甘苦滑利，寒能清热，入心、肺、胃三经。功能清热化痰，镇惊利窍，治中风痰迷、肺热痰壅、惊风癫痫、壮热烦渴。《本草衍义》中说："竹沥行痰，通达上下百骸毛窍诸处。如痰在巅顶可降，痰在胸膈可开，痰在四肢可散，痰在脏腑经络可利，痰在皮膜外可行。又如癫痫狂乱，风热发痉者可定。痰厥失音、人事昏迷者可省，为痰家之圣剂也。"

【用法】30g~60g，冲服。

【使用注意】寒痰咳喘、脾虚及便溏者慎用。

竹茹

本品甘寒，入肺、胃、胆经。功能清热化痰，除烦止呕，凉血止血。治疗肺热引起的咳嗽、咳吐黄痰，痰火内扰引起的心烦失眠，胃热引起的呕吐、妊娠恶阻，血热引起的吐血、衄血、崩漏等。

【用法】6~9g。

3. 止咳平喘药

杏仁

本品味苦性温，上入肺，止咳平喘，治疗咳嗽气喘，下入大肠，可润肠通便，治疗肠燥引起的便秘。此外，杏仁还可治急慢性气管炎，外用治疗外阴瘙痒、滴虫等疾病。

【用法】3~9g，打碎后入汤剂使用。

【使用注意】本品有小毒，用量不宜过大。

紫苏子

本品辛散温通，入肺、大肠经。功能降气化痰，止咳平喘，润肠通便。本品止咳平喘，又可降气化痰，痰消则咳喘自息，常和白芥子、莱菔子等合用，即三子养亲汤，治疗咳嗽哮喘痰多者，三子养亲汤可加大白芥子用量，此方还可治疗脂肪瘤和纤维瘤。本品与肉桂、当归配伍，如苏子降气汤，治疗痰阻滞肺道，兼见肾阳不足，肾不纳气，症见呼多吸少（气之根在于肾），属上实下虚之证。

本品有润肠通便的作用，与火麻仁、瓜蒌仁配伍治疗肠燥便秘。

【用法】5~9g，打碎入汤剂。

【使用注意】气虚久咳、阴虚咳逆、脾虚便溏者忌服。

百部

本品甘润苦降，入肺经。功能润肺止咳，杀虫灭虱，治疗新久咳嗽，如百日咳、肺结核、慢性气管炎、老年咳喘、蛔虫、绦虫病。外用可治湿疹、牛皮癣。此外百部制成的试剂可诊断血吸虫病。

【用法】5~10g，入汤剂，外用适量。

【药理作用】本品有抗多种致病菌、杀虫作用，对蚊蝇幼虫、头虱、衣虱及臭虫等皆有杀灭作用。

【使用注意】久咳、虚咳者宜蜜炙用。

白果

本品甘、苦、涩，性平，入肝、肾二经。功能敛肺平喘，收涩止带，治疗咳嗽痰多，哮喘，白带，白浊，遗精，遗尿，小便频数。

【用法】5~10g，入汤剂。

【使用注意】本品有毒，不宜多服，小儿更须注意，严重者可致呼吸麻痹而死亡。

葶苈子

本品辛散苦降，大寒清热，入肺、膀胱经，有化痰、泻肺、平喘作用。治疗痰涎壅盛引起的喘息不得平卧。本品能泻肺之壅闭而通调水道，可利水消肿，与防己、椒目、大黄配伍治水肿，与杏仁、大黄配伍治胸腹积水。治小便不利，还可治疗慢性肺源性心脏病见心力衰竭者。

【用法】3~9g，包煎。

【使用注意】肺虚喘促、脾虚肿满者忌服。

桑白皮

本品甘寒清利，入肺经，泻肺平喘，是治疗肺热咳嗽之要药。本品有利水消肿的功效，和大腹皮、茯苓皮等配伍应用治疗水肿、小便不利，如五皮饮。

【用法】6~15g，清肺平喘多用蜜制品，利水消肿多用生品。

十四、安神药

安神在中医八个治则中也属于"和"法范畴。中医认为心藏神，所以多数安神药都是入心经的。另外，根据中医五行客观规律，肝为心之母，同时中医治则上又有"虚则补其母"，故许多心阴虚的疾病都是通过补肝阴而得到医治的，以下各类安神药也有入肝经的。

1.重镇安神药

朱砂

本品甘寒，入心经，有毒。寒能清热，重能镇怯。本品可清心安神，又可重镇安神，治疗心火亢盛引起的心神不安、烦躁失眠，与黄连、莲子心合用清心火、安神志。如果是心血虚，与当归、熟地配伍，补血养心；属阴血不足的，与酸枣仁、柏子仁等合用，养心安神，治疗失眠、心悸、惊悸等症。与牛黄、麝香、石菖蒲等开窍、息风药合用治疗中风、高热神昏、惊风癫痫等证，方如安宫牛黄丸。还可治疗小儿惊风，此外，本品有清热解毒之功，治疗疮疡肿毒、咽喉肿痛、口舌生疮等症。

【用法】0.1~0.5g，冲服，不宜入汤剂，外用适量。

【使用注意】本品有毒，内服不宜过量或久服，以免中毒。肝肾功能不全者、孕妇慎用，入药宜生用。

磁石

本品咸寒，入心、肝、肾经，功能镇惊安神，平肝潜阳，聪耳明目，纳气平喘。本品质重沉降下行，入心镇惊安神，咸可入肾，养肾脏，益肾阴。安心神，治疗心神不宁、惊悸失眠、癫痫等症，还可入肝肾，平肝潜阳，益肝肾之阴，治疗肝阳上亢引起的头晕目眩、头重脚轻等症。还可纳气平喘，治疗肾虚喘促，此外还可治疗耳鸣、耳聋、视物昏花，磁朱丸还可治疗白内障。

【用法】9~30g，打碎先煎，镇惊安神、平肝潜阳须用生品，聪耳明目、纳气平喘须用煅品。

【使用注意】本品不易消化，脾胃虚弱者慎用。

> 朱砂甘寒，磁石咸寒，都是重镇安神药，二者相须配伍，镇惊安心神，治疗心悸失眠、惊悸恐怯、惊风癫狂，还能明目。然朱砂有毒，除治疗心神不安，还可清热解毒，治疗疮疡肿毒、咽喉肿痛、口舌生疮。磁石无毒，益肾阴、潜肝阳，治疗肾水不足，肝阳上亢而致心神不宁、头晕目眩、耳鸣耳聋、喘促。

龙骨

本品甘涩性平，入心、肝、肾经，功能镇惊安神、平肝潜阳、收敛固涩。

本品生用质重镇潜，善于镇惊安神、平肝潜阳，治疗心神不宁、心悸失眠、健忘多梦等症。与安神药配伍应用可治疗惊痫抽搐、癫狂发作。与化痰止痉药配伍应用，还可治疗肝阳上亢引起的烦躁易怒、头晕目眩等症。本品收敛固涩，可治遗精、滑精、自汗、盗汗、带下、尿频、遗尿、崩漏等多种正虚滑脱之证以及治湿疹、湿疮、疮疡溃后不敛。

【用法】15~30g，先煎，入汤剂，外用适量。镇惊安神、平肝潜阳用生品，收敛固涩用煅品。

2. 养心安神药

酸枣仁

本品甘酸补敛，性平，入肝、心经，可养心安神，敛汗生津。本品益心阴，养心肝之血，治疗心血虚，心失所养引起的心悸失眠、健忘，如天王补心丹。还可和五味子、山茱萸、黄芪同用治疗气阴两虚引起的自汗、盗汗，此外，本品有收敛、生津、止渴作用，治津伤所致口渴、咽干。

【用法】9~30g。

【药理作用】本品有镇静、催眠、抗惊厥、镇痛、抗心律失常、改善心肌缺血、降血压、降血脂、抗血小板凝集等作用。

远志

本品辛散苦降，温通，入心、肺经。功能宁心安神、祛痰开窍、消散痈肿。治疗心失所养引起的心神不安、惊悸失眠、健忘，痰阻心窍所致癫狂痫、神志恍惚等神志性疾病以及咳嗽痰多，还可治疗痈疽疮毒、乳房肿痛、喉痛。

【用法】3~9g，外用适量。

【药理作用】本品有镇静、抗惊厥、祛痰、收缩子宫、降血压、抗菌、溶血等作用。

柏子仁

本品甘平，质润多脂，入心、肾、大肠经。能补阴安神，治疗阴血不足引起的虚烦不得眠、心悸、健忘、遗精、盗汗。还能润肠通便，治疗阴血亏虚导致的肠燥便秘。

【用法】9~15g。

酸枣仁与柏子仁均为养心安神药，可相须配伍治疗心悸失眠、惊悸健忘等症，但酸枣仁益肝血，更宜治疗心肝血虚引起的心神不宁，并能敛汗，治气阴两虚之自汗、盗汗。柏子仁善于治疗心阴虚及心肾不交所致心神不宁证，并能润肠通便，治疗肠燥便秘。

合欢皮

本品甘平行散，入心、肝经，功能解郁安神，治肝郁不舒、情志所伤导致的抑郁、焦虑、烦躁不眠。又能活血消肿，治疗骨折、跌打损伤。此外合欢皮入肺经，能消散内外痈肿，用于治疗肺痈、疮疡肿毒等。

【用法】9~15g。

夜交藤

本品甘平，入心、肝经。功能养心安神、祛风通络，治疗血虚引起的虚烦、失眠多梦，又可治疗血虚引起的身痛肢麻、风湿痹痛。

【用法】9~15g。

十五、平肝息风药

平肝息风在中医八个治则中也属于"和"法范畴。中医认为肝主疏泄，开窍于目，藏血，"人静则血归于肝脏"，且肝脏体阴而用阳，人体活动易耗伤阴血，导致阳亢，肝阳上亢，"母病及子"，又会伤及心，"木火刑金"，又会伤及肺。平肝息风药分为以下几种。

1.平抑肝阳药

石决明

本品咸寒清泄，入肝经。功能平肝潜阳，清肝明目。治疗肝肾阴虚，肝阳上亢证，症见头晕目眩、头重脚轻、头痛，还可治疗肝火上炎引起的目赤肿痛、风热目疾、翳膜遮睛、视物昏花。

【用法】15~30g，打碎先煎。

珍珠母

本品咸寒质重，入心、肝经。生品平肝潜阳、清肝明目，治疗肝阳上亢引起的眩晕、耳鸣、头痛，肝火上炎引起的目赤肿痛、目疾。煅用能收湿敛疮，治疗湿疹、湿疮。

【用法】15~30g，打碎先煎。

牡蛎

本品咸寒质重，入肝、肾经。生品平肝潜阳、镇惊安神、软坚散结。煅用收敛固涩、制酸止痛。生牡蛎有平肝潜阳、益阴功效，治肝阳上亢引起的头晕、头痛、目眩、烦躁不安、心悸失眠，还可软坚散结，治甲状腺结节、痰核、癥瘕积聚。煅用有收敛固涩之功，治自汗、盗汗、遗精、带下、崩漏。此外，本品还可治胃痛反酸。

【用法】15~30g。治失眠可加大到100g，打碎先煎。镇惊平肝、软坚用生品，固涩、制酸用煅品。

刺蒺藜

本品辛散苦泄，入肝经，有平阳疏肝之功。治肝阳上亢所致头晕目眩，肝郁不疏引起的两胁胀痛、乳房胀痛、乳腺增生等。又可祛风明目，治疗荨麻疹、风疹瘙痒。

【用法】6~9g。

罗布麻

本品苦寒清泄，甘寒清利，入肝经。功能平肝清热、降压利水、消肿，治疗高血压、头晕目眩、心绞痛（心力衰竭）、水肿（包括肾性水肿、心性水肿、肝硬化水肿、妊娠性水肿，用其他利尿药不显著者）效果较好。应用中注意缺钾现象。此外，本品还可治疗神经衰弱。

【用法】3~9g，入汤剂或代茶饮。

2.息风止痉药

羚羊角

本品咸寒质重，入肝、心经。功能平肝息风，清肝明目，清热解毒。治疗肝热引起的小儿急惊风、癫痫等，肝阳上亢而致之头晕目眩，肝火上炎引起的目赤头痛，还可治温热病而致高热神昏、热毒发斑。此外，本品还有解热镇痛之功，治风湿热痹、肺热咳嗽、百日咳等。

【用法】煎服 1~3g，宜单煎 2 个小时以上，研粉 0.3~0.6g 冲服。

【药理作用】本品有镇静、抗惊厥、解热、降血压等作用。

牛黄

本品苦凉清泄、清热，归心、肝经。功能化痰开窍，凉肝息风，清热解毒，治疗温热病高热神昏以及中风、惊风、癫痫、惊厥抽搐等痰热闭阻心窍等证，如安宫牛黄丸，还可治口舌生疮、咽喉肿痛、牙痛、痈疽疔毒等证。

【用法】入丸散 0.15~0.35g，外用适量。

【药理作用】本品具有抗惊厥、降压、利胆、保肝、扩张血管、补血、抗菌、镇静等作用。

【使用注意】非实热证不宜使用，孕妇慎用。

天麻

本品甘平，入肝经。功能息风止痉，平抑肝阳，祛风通络，可治一切之风，故可用于治疗肝风内动证，症见惊厥抽搐、小儿惊风、破伤风等。本品为治疗眩晕头痛的常用药，可治疗各种原因引起的眩晕头痛。此外还可治疗肢体麻木、手足不遂、风湿痹痛。

【用法】3~9g 入汤剂，研粉 1~1.5g 冲服。

【**药理作用**】本品有镇静、抗惊厥、降血压、抗心肌缺血、抗心律失常、抑制血小板凝集、镇痛、抗炎、增强机体免疫功能作用。

钩藤

本品甘微寒，质轻兼透，入肝、心包经。功能息风止痉，清热平肝。治疗高热引起的小儿急惊风，还可治疗头晕目眩、头胀、头痛、高血压、失眠、咳嗽。

【**用法**】9~15g 入汤剂，不宜久煎，后下。

【**药理作用**】本品有镇静、降血压、缓解支气管及子宫平滑肌痉挛、抑制血小板凝集等作用。

全蝎

本品辛平入肝经，功能息风止痉，治急慢性惊风抽搐、癫痫、破伤风及中风、面神经麻痹、半身不遂。又善解毒散结，治疮疡肿毒、瘰疬结核，还可通络止痛，治风湿顽痹、顽固性头痛。

【**用法**】3~6g 入汤剂，研末冲服每次 0.6~1g，外用适量。

【**使用注意**】本品有毒，不可过量，孕妇慎用。

蜈蚣

本品辛温有毒，专入肝经，功同全蝎，但药力更胜。治疗急慢性惊风、癫痫抽搐、破伤风及中风、半身不遂。又可解毒散结，治甲状腺结节、结核、百日咳、肿瘤、骨髓炎。还可通络止痛，治风湿顽痹、顽固性偏正头痛。蜈蚣外用还可治烧烫伤。

【用法】1~3g 入汤剂，研末 0.6~1g，外用适量。

【使用注意】本品有毒，不宜过量，孕妇忌用。

> 蜈蚣、全蝎均有息风止痉、解毒散结、通络止痛作用，二药常相须配伍，然全蝎性平，息风止痉、解毒散结之力不及蜈蚣。蜈蚣力猛性躁，走窜搜剔，息风镇痉力强，又攻毒疗疮，通痹止痛效佳。

地龙

本品咸寒清泄，通利走窜，入肝、肺、膀胱经，功能清热、息风、平喘、通络利尿，治疗高热狂躁、惊风抽搐。有平喘作用，治肺热哮喘，又有通络之功，治中风半身不遂、痹痛麻木、关节疼痛。又可利尿，治小便不利、尿道不通。

【用法】5~15g 入汤剂，研末 1~2g 冲服。

【药理作用】本品有镇静、抗惊厥、解热、平喘、降血压、延长血小板血栓和纤维蛋白血栓形成时间等作用。

白僵蚕

本品咸辛，性平，入肝、肺经。功能息风止痉、化痰散结、祛风止痛。治疗急慢惊风、癫痫、中风失音、头痛、目赤、咽喉肿痛、扁桃体炎、牙痛、风疹、瘾疹、瘰疬、结核、疔肿丹毒、乳腺炎。此外本品还可治疗糖尿病。

【用法】3~9g，散风热宜生用，余皆炒用。

十六、开窍药

开窍在中医八个治则中也属于"和"法范畴。这类药通常具有辛香走窜的性质，能够活血行气、醒脑复神，对于高热神昏、中风痰厥患者，常有回阳救逆功效。临床有时会对证应用苏合香丸或安宫牛黄丸以辅助急救脑卒中患者，就是取其镇静开窍醒神之效。

石菖蒲

本品辛散苦泄、温通，芳香走窜，入心、胃经。功能开窍醒神、化温和胃，主治痰湿蒙蔽心窍出现的神昏、癫痫、耳聋耳鸣，以及痰湿中阻出现的脘腹痞满、胀闷疼痛，还可行胃肠之气，治噤口痢。

本品入心经，益心智，开心神，还可聪耳明目，治疗失眠、健忘、多梦、耳鸣、耳聋等症。

【用法】9~15g。

【药理作用】本品有镇静、催眠、抗惊厥、增智、解痉、抗心律失常、缓解胃肠道平滑肌痉挛、促进消化液分泌、降血脂、抑制皮肤真菌的作用。

【使用注意】阴亏血虚及滑精多汗者慎用。

十七、补虚药

补虚在中医八个治则中属于"补"法范畴。人的一生都在不断消耗自身的气血津液，故随着衰老，人体多虚，需要适当补益，尤其是补阳和补气，当然，体质不同，有人会表现出明显的气阴两虚、阴阳两虚，临证须辨证处理。补虚药分四类，即补气药、补阳药、补血药和补阴药。

1. 补气药

虽然气属于阳，但气虚与阳虚还是不同的。气虚的人懒言少语，多无精打采，但是不一定怕冷。懒言少语又身寒肢冷，夏天穿长袖，洗澡用热水的人，一般是阳虚的表现。中药补气的药与补阳的药完全不同，针对性更强。以下是补气的常见中药。

人参

本品甘而微苦、微温，药力强大，入肺、脾经。功能大补元气、补脾益肺、生津、安神益智。

本品为拯危救脱之要药，用于因大汗、大泻、大失血或大病、久病出现的元气极虚，脉微欲绝的危重证候。可单用本品煎浓汤汁顿服，如独参汤；可补肺、脾、心、肾之气，如治疗肺气虚弱的短气喘促、懒言、脉虚、自汗，与黄芪、五味子同用；治脾气不足、倦怠乏力、食少便溏，与白术、茯苓、甘草同用，如四君子汤；用于心脾两虚所致心悸、失眠、健忘等症，如人参归脾汤；补益肾气，用于肾不纳气的短气喘和阳痿等症。本品还可生津，治疗热病津伤所致口渴及消渴证。

【用法】5~9g，文火，另煎，用于虚脱可用至 15~30g，野山参研末吞服，每次 1~2g。

【药理作用】本品有兴奋与抑制中枢神经系统、增强记忆力、抗休克、强心、抗心肌缺血、抑制血小板凝集、增强机体应激能力、提高机体免疫力、延缓衰老、调节糖代谢、促进蛋白质合成、降血脂、抗动脉粥样硬化、抗肿瘤及促进促性腺激素释放的作用。

【使用注意】服用人参时不宜饮茶、吃萝卜，反藜芦、五灵脂，恶莱菔子、皂荚。此外不宜久服，可致人水肿。

西洋参

本品苦寒清泄，甘寒凉补，入心、肺、肾经。功能补气养阴、清火生津，治疗阴虚火旺引起的咳嗽痰血以及热病气阴两虚之烦倦口渴、气短、消渴、舌干燥。

【用法】3~6g，另煎兑服，研末 1g 冲服。

【使用注意】阴虚内寒及寒湿者慎用。

党参

本品味甘性平，入脾、肺经。功能补中益气、补血生精，主要用于中气不足而致的体虚倦怠、食少便溏、呕吐泄泻。此外还用治肺气亏虚证，症见气短喘促、语声低弱、脉虚自汗；用于气阴两伤证，症见气短口渴；用于气血亏虚证，症见面色萎黄、头晕心慌、心悸。

【用法】9~30g。

【药理作用】本品有调节胃肠功能，保护胃黏膜，促进胃溃疡愈合，增强机体免疫功能，提高机体应激能力，增加白细胞、红细胞数量和血红蛋白含量，强心，抗心肌缺血，抗菌作用。

【使用注意】实热证不宜用。

太子参

本品甘平微苦，入脾、肺经。功能补气健脾、生津润肺。治疗肺虚咳嗽，脾虚食少倦怠，气津两伤之口渴、心悸失眠、多汗、精神疲乏。

【用法】9~15g，入汤剂。

黄芪

生黄芪入肺经，功能益气固表，可治疗因气虚而使气难以达表所造成的无汗。也可治疗因气虚卫外不固，汗出不止者，起到止汗的作用。

入脾，黄芪有排脓止痛之功，治疗因久病气虚、疮疡日久、痈疽不溃或溃烂不收口。还可利水消肿，治疗气虚引起的尿血、砂淋以及小便浑浊涩痛，亦可治疗水肿、血痹证。

炙用补中益气，治疗脏腑各种气虚证，如脾气不足引起的久泻、脱肛、子宫下垂，气虚血脱所致崩漏、带下等。

【用法】9~30g，补气升阳用炙黄芪，其他宜用生黄芪。

白术

本品甘温苦燥，入脾、胃经。功能补气健脾、燥湿利水、止汗、安胎。用于补气健脾，被前人誉为"补脾胃之药，更无出其右者"。治疗食少便溏、脘腹胀满、不思饮食、倦怠乏力、泄泻自汗、痰饮、水肿、小便不利以及治疗脾气虚所致胎动不安。

【用法】9~15g，补气健脾宜炒用，健脾止泻炒焦，燥湿利水宜生用。

【使用注意】津亏燥渴、阴虚内热者不宜用。

白扁豆

本品味甘微温，入脾、胃经，可健脾化湿，治脾虚挟湿引起的不思饮食、久泄、妇女带下。又能消暑，治暑湿泄。还可解毒，治疗食物中毒。

【用法】健脾化湿宜炒用，消暑解毒宜生用，9~30g。

大枣

本品甘平，缓急解毒，入脾、胃经。功能补中益气、养血安神、缓和毒性。治疗脾气虚弱所致食少便溏，血虚所致面色萎黄、神疲乏力以及妇人脏躁，可以缓和峻烈药物的药性。

【用法】9~30g。

【使用注意】湿盛中满、食积、虫积、痰热咳嗽者忌服。

山药

本品甘平补虚，入脾、肺、肾经。功能益气养阴、补脾肺肾、固精止带。本品有健脾止泻作用，治疗食少便溏、泄泻。为平补气阴两虚之要药，又能补气生津，治肺肾两虚咳嗽（肺主气，但气之根在于肾）、消渴，还可治遗精、尿频、带下。此外，本品为药食同源之品，久服后可补中益气、长肌肉、聪耳明目，治虚劳羸瘦，为保健之佳品。

【用法】9~30g，健脾止泻宜炒用，益阴用生品。

【使用注意】脾湿中满者慎用。

甘草

本品味甘性平，入脾、肺、心经。功能益气补脾，祛痰止咳，缓急止痛，清热解毒，调和诸药。本品有补益心气、益气复脉作用，治心气虚引起的心悸、脉结代；有补益脾气作用，治脾虚乏力、食少便溏；有止咳祛痰作用，治咳嗽气喘。还可缓急止痛，治脘腹、四肢挛急疼痛。甘草善于解毒，可治食物与药物中毒，也可治疮痈肿毒。

【用法】3~9g，泻火解毒用生品，补气缓急用炙品。

【药理作用】本品具有抗心律失常、抗消化性溃疡、解痉、镇咳、祛痰、解毒、保肝、抗炎、抗菌、抗病毒、抗变态反应作用，并有肾上腺皮质激素样作用。

【使用注意】反大戟、芫花、甘遂、海藻。大剂量和久服可引起浮肿，慎用。

2. 补阳药

补阳药对于不懂中医的人容易被理解成壮阳药。壮阳药对于男人来说很有吸引力，直接影响性生活的质量。古代时期不少黄帝让人炼丹，除了求长生不老，还有就是能壮阳。补阳药中的确有些药如淫羊藿，不论对男人还是女人，甚至对于牲畜，都有刺激性欲的功效。必须强调的是，房事过于频繁，"作劳"过密，很伤身体。俗话说："一滴精，十滴血"，《素女经》对于房事如何安排才有益于健康有专门的论述。后来有人在《健康养生大实话》一书做了通俗的解释。补阳药绝对不专指壮阳，而是通过补阳来达到人体整体的阴阳平衡。

鹿茸

本品甘咸性温，入肝、肾经，为血肉有情之品，药力峻猛。功能补肾阳、益精血、强筋骨、调冲任、托疮毒。本品有补肾阳、益精血之功，治疗肾阳亏虚所致的阳痿早泄、宫寒不孕、尿频不尽、头晕耳鸣、腰膝酸痛、神疲肢冷；治精血亏虚所致筋骨无力、小儿发育不良之骨软行迟、囟门不闭；治妇女冲任虚寒而致崩漏、带下过多。本品补阳气、益精血而达温补内托之功，治疗阴疽内陷不起、疮疡久溃不收口。

【用法】每日 1~3g 研细粉，分 2 次吞服，入丸散。

【药理作用】本品有促进生长发育、促进蛋白质核酸合成、增强骨髓造血功能、增强免疫功能、抗疲劳、延缓衰老等作用。

【使用注意】从小剂量开始逐渐加量，以免伤阴动血。阴虚阳亢、发热、痰火内盛者忌服。

肉苁蓉

本品甘咸性温，入肾经，能补肾助孕，入大肠经，能润肠通便。治肾阳虚而致阳痿不孕、形寒肢冷、腰膝酸弱、筋骨无力，益精血治肠燥便秘。

【用法】9~30g。

【使用注意】阴虚火旺、实热便秘、大便溏泄者忌服。

补骨脂

本品辛散苦燥、温通，入肾、脾经。功能补肾助阳、固精缩尿、温脾止泻、纳气平喘。治疗肾阳不足之阳痿、腰膝冷痛，肾精不固之早泄、遗精、遗尿、尿频，脾肾阳虚之五更泄、泄泻，肾不纳气之呼多吸少、喘促。此外，现代临床还可用于治疗子宫出血、银屑病、白癜风、脱发等。

【用法】5~15g。

【使用注意】阴虚内热及大便秘结者忌服。

益智仁

本品辛温香燥，入脾、肾经。功能暖肾固精、缩尿、温脾、开胃摄唾，治疗肾阳虚寒之遗精、遗尿、夜尿频多、小便余沥，脾寒之泄泻、腹中冷痛，脾虚之口多涎唾。

【用法】3~9g，或入丸散。

【使用注意】阴虚火旺、湿热者忌服。

菟丝子

本品辛甘性平，平补肾阴、肾阳，入肝、肾、脾经。功能补肾益精、养肝明目、止泻、安胎，治疗肾虚引起的腰痛、阳痿、遗精、尿频、宫冷不孕、白带过多，治肝肾不足引起的老花眼、目暗不明，治脾肾阳虚引起的便溏或泄泻，治肾虚引起的胎漏、胎动不安、消渴。

【用法】9~15g，用于保胎时须用至30g。

巴戟天

本品甘温，润补不燥，辛温行散，入肝、肾经。功能补肾助阳、祛风除湿，治疗阳痿、宫冷不孕、尿频，又可治风湿性腰膝疼痛、腰膝酸弱、筋骨无力。

【用法】5~15g。

【使用注意】阴虚火旺者慎用。

冬虫夏草

本品甘平补虚，入肺、肾经。功能益肾补肺、化痰止血，治疗肾虚阳痿、腰膝酸弱，肺肾两虚引起的久咳虚喘、劳嗽痰血、肺结核、自汗盗汗、病后久虚、遗精、遗尿、耳鸣。

【用法】5~9g，另煎，或与鸡、鸭、猪肉炖服。

【药理作用】本品有杀结核菌、杀菌、扩张支气管、增强肾上腺素作用、增加心输出量、强心等作用。

紫河车

紫河车就是胎盘。本品性温，味甘咸，为血肉有情之品，入肺、肝、肾经。功能补肾益精、补气养血，治疗肾气不足、精血亏虚引起的阳痿、遗精、腰酸痛、头晕耳鸣。治虚损、骨蒸劳热、咳喘、咯血、盗汗、妇女气血不足、不孕或乳少。此外，本品还可用于放化疗之后促进身体恢复，治疗支气管哮喘、慢性气管炎。

【用法】内服研末 2~5g，入丸剂。

【药理作用】本品有抗感染、增强机体抵抗力、促凝血、激素样作用。

杜仲

本品甘温，入肝、肾经。功能补肝肾、强筋骨、安胎，治疗肝肾不足引起的腰痛、足膝痿软无力，风湿引起的腰痛，还可治阳痿、尿频、胎动不安、胎漏下血、阴痒、高血压等。

【用法】9~15g，炒用比生品效果更佳。

杜仲与桑寄生共同功效为补肝肾、强筋骨、安胎，常相须配伍，治肾虚腰痛或足膝痿弱、胎动不安、胎漏下血。不同之处为杜仲又可温肾通阳，治阳痿、精冷不固、小便频数、风湿腰痛。桑寄生善祛风湿，治痹证日久伤及肝肾之腰膝酸软、筋骨无力等。

续断

《本草汇言》中记载："续断，补续血脉之药也。大抵所断之血脉非此不续，所伤之筋骨非此不养，所滞之关节非此不利，所损之胎孕非此不安。久服常服，能益气力，有补伤生血之效，补而不滞，行而不泄，故女科、外科取用恒多也。"

本品甘温能补，苦辛散湿。功能补肝肾、强筋骨、止血安胎、疗伤续折，治疗阳痿遗精、腰背酸痛、足膝酸软无力、胎动不安、崩漏、带下、跌打损伤、骨折、痈疽疮肿，久服益气力。

【用法】9~15g，外用适量，治崩漏下血用炒炭。

淫羊藿

本品辛可行散，甘可补，温可通，入肝、肾经。功能补肾壮阳、祛风除湿，治阳痿、尿频、不孕、腰膝无力、形寒肢冷，还可治风湿寒痹、肢体麻木、筋骨痹痛、风湿拘挛麻木等症。

【用法】10~30g。

【药理作用】本品具有增强机体免疫功能、提高性腺功能、抗心肌缺血、降血压、降血糖、延缓衰老、抗过敏、抗炎等作用。

【使用注意】阴虚火旺、湿热痹痛者慎用。

沙苑子

本品性甘味温，入肝、肾经。功能补肾固精、养肝明目，治疗腰膝酸痛、阳痿早泄、遗精遗尿、小便频数、尿血、白带过多、目暗不明、头昏眼花。

【用法】9~30g。

【使用注意】阴虚火旺、小便不利者慎用。

仙茅

本品辛而燥热，力强有毒，入肝、肾经。功能温肾壮阳、祛寒除湿，治疗阳痿精冷、小便失禁、崩漏、心腹冷痛、腰膝冷痹、寒湿久痹、瘰疬。

【用法】5~10g。

【使用注意】阴虚火旺者慎用。

阳起石

本品咸温，入肾经。功能温补肾阳。治下焦虚寒、腰膝冷痹、阳痿、宫冷不孕、崩漏等证。

【用法】内服 3~6g，入丸散。

【使用注意】阴虚火旺者忌服。

海马

本品甘咸温补，入肝、肾经。功能补肾助阳、活血散结、消肿止痛。治肾阳不足引起的阳痿精少、尿频遗尿，还可治疗癥瘕积聚、跌打损伤。

【用法】研细粉，每次 1~1.5g。

【使用注意】阴虚火旺者忌服。

锁阳

本品甘温质润，入肝、肾、大肠经。功能补肾助阳、润肠通便。主治肾阳虚损之阳痿早泄、宫寒不孕、腰膝酸软、筋骨无力、尿血以及肠燥便秘。

【用法】6~15g，入汤剂。

【使用注意】阴虚火旺、实热便秘者忌服。

胡桃仁

本品甘温补益，多脂润滑，入肾、肺经。功能补肾固精、温肺定喘、润肠通便。治肺肾两虚引起的咳嗽，肾阳不足之腰痛脚弱、阳痿、遗精、小便频数、石淋、遗精、大便燥结等。此外，胡桃肉 200g 用油炸酥，加糖适量研末，使其成乳剂或膏状，1~2 天内分几次吃完，治疗泌尿系结石，有溶石之功。本品还可治疗皮炎、湿疹及外耳道疖肿。

【用法】9~30g，定喘止咳连皮用，润肠通便去皮用。

【使用注意】阴虚火旺、痰热咳嗽、大便溏者慎用。

韭菜子

本品甘温补益，辛温行散，入肝、肾经。功能补肝肾、暖腰膝、壮阳固精。治疗阳痿、遗精、遗尿、宫寒不孕、小便频数、腰膝酸软冷痛、浊淋、阳虚泻下、带下。

【用法】6~15g，入汤剂或入丸散。

【使用注意】阴虚火旺者忌服。

3. 补血药

女子从 14 岁月龄来潮到 49 岁更年期，基本上每个月都因例假而失血，"女子以血为本"，多血虚之证，故补血药在女性中应用较多。女人血虚的典型临床表现有指甲盖发白、脸色萎黄等。

当归

生产于甘肃，此外陕西、四川、湖北、贵州、云南等地亦有产。

【气候土壤】当归喜冷、凉湿润气候，宜在湿度较大的高寒山区栽培，以土层深厚、肥沃疏松、排水良好、腐殖质多的砂质土壤为佳。

【采集】一般培育 3 年才可采收。

【药材】干燥的根，分 3 部分，根头部称当归头，主根称当归身，支根及支根梢部称当归尾。

气清香浓厚，味甘微苦辛。

当归是因功能而命名的，当归调血，能使气血各有所归，故为妇科之要药。在治疗妇科疾病时有"十方九归"之称，而且根据部位不同，功能也不一样。当归头止血而上行，主要用于治疗便血、尿血、崩漏、带下；当归身补血，治疗血虚引起的头疼、眩晕、萎弱等贫血症状；当归尾活血化瘀，用于治疗经闭腹痛、痛经、癥瘕积聚、痹痛麻木、跌打损伤。全当归和血，治疗各种血证。另外，当归还有润燥滑肠的作用，用于血虚肠燥便秘。

【用法】入煎剂 5~15g。酒炒当归增强活血功效；土炒当归既能补血，又不至于滑肠，用于血虚便溏。

【使用注意】本品味甘而滑肠，故湿盛腹满、大便溏泄者慎用。

熟地黄

本品甘微温，质地滋润，入肝、肾经。功能滋阴补血、填精益髓。治疗血虚诸证，症见面色萎黄、眩晕、心悸失眠、月经不调、崩漏，常与当归、白芍、川芎配伍，如四物汤。治肝肾阴虚证，症见潮热盗汗、遗精、消渴。治精血亏虚证，症见腰膝酸软、头晕眼花、耳鸣耳聋、须发早白等。

【用法】9~30g，久服宜与陈皮、砂仁同用。

【使用注意】本品黏腻，故气滞痰多、脘腹胀痛、食少便溏者忌服。

白芍

本品苦酸微寒，入肝、肾经。功能养血敛阴、柔肝止痛、平抑肝阳。治疗肝血亏虚之月经不调、痛经、崩漏，还可治疗肝气不疏之胸胁脘腹疼痛、四肢拘挛疼痛，可治肝郁脾虚，泄泻腹痛，亦可治头痛、眩晕。此外本品敛阴止汗，治盗汗、表虚自汗。

【用法】6~15g，养血调经多炒用，平肝敛阴用生品。

【药理作用】本品具有镇静、镇痛、解痉、增强机体免疫功能、扩张冠状血管、降血压、抗炎及保肝等作用。

【使用注意】反藜芦。

何首乌

本品制用甘补微温，不寒、不燥、不腻，入肝、肾经。功能补益精血、固肾乌发，生用解毒、截疟、润肠通便。治疗精血亏虚之头晕眼花、须发早白、腰膝酸软、遗精、崩漏、带下。生用治疗疟疾日久、疮肿痒痛、瘰疬、肠燥便秘。

【用法】9~30g，补益精血用制品，解毒截疟用生品。

【药理作用】本品具有促进造血功能、降胆固醇、增强免疫功能、抗动脉粥样硬化、增加冠状动脉血流量、抗心肌缺血、保肝、抗菌等作用。

【使用注意】生用有毒，不宜久服。

龙眼肉

本品甘温，入心、脾经。功能补益心脾、养血安神。治疗心悸怔忡、失眠健忘、虚劳羸瘦等。

【用法】9~15g。

【使用注意】内有实火、痰热、湿热者忌服。

阿胶

本品甘平，入肺、肝、肾经。为血肉有情之品，补血之常用药。功能补血止血、滋阴润肺。治疗血虚眩晕、心悸、面色萎黄，还可用于止血，治疗吐血、咯血、尿血、便血、崩漏等出血证。亦可治干咳少痰、气喘、心烦口渴、鼻燥咽干，还可治阴虚之心烦、失眠。

【用法】5~10g，入汤剂，应烊化冲服，止血宜用蒲黄炒，润肺用蛤粉烫。

【使用注意】消化不良、便溏者忌服。

4. 补阴药

补阴药对男女都适用。男女均存在阴虚的问题。

补阴药不能自己乱吃，如果是阳虚，大量地吃补阴药会适得其反，越吃阳越虚。所谓补药不能乱吃，主要就是指吃补阴或补阳的药时必须慎重。应当先看医生，遵医嘱。

枸杞子

本品甘平，归肝、肾、肺经。功能滋补肝肾、润肺明目。治疗头晕目眩、目昏多泪、腰膝酸软、遗精、视力减退、消渴、虚劳咳嗽。消脂肪肝方：枸杞子 10g，灵芝 3g，菊花 3g，草决明 5g，生山楂 10g。代茶饮，连续服用 1~2 个月，可以降血脂、消脂肪肝、降血压，改善睡眠。

【用法】6~30g，入汤剂。

【药理作用】本品能增强机体免疫力，促进造血功能，延缓衰老，抗肿瘤，降血脂，保肝，降血糖。

南沙参

本品味甘能补，微寒清热，入肺、胃经。功能清肺养阴，益气祛痰。治疗肺热燥咳、虚劳久咳、咽喉肿痛、气阴两伤之咽干口渴。

【用法】9~15g。

【使用注意】反藜芦。

北沙参

本品味甘能补，微寒清热，入肺、胃经。功能养阴清肺，益胃生津。治疗肺热阴伤引起的燥咳或痨嗽、咯血，还治干咳少痰、咽干口渴。本品还可补胃阴、清胃热，治疗胃阴虚有热、口干多饮、饮不欲食、大便干结、舌红少津。

【用法】9~15g。

【使用注意】反藜芦。

麦冬

本品甘润苦泄，微寒。入肺、心、胃经。功能养阴润肺，益胃生津，清心除烦，润燥，润肠通便。治疗燥咳痰黏、痨嗽咯血，胃阴虚引起的舌干口渴、内热消渴，心阴不足引起的心烦失眠，温病邪热入营引起的身热夜甚、烦躁不安、肠燥便秘。

【用法】9~15g。

【使用注意】风寒证、痰饮咳嗽、脾虚便秘者忌服。

天冬

本品甘润苦泄，性寒清热，入肺、肾经。功能清肺降火，滋阴润燥，润肠通便。治疗阴虚发热，肺热燥咳，痨嗽咯血，吐血，肺痿，肺炎，咽喉肿痛，消渴，便秘。还可治疗乳房肿瘤、乳腺小叶增生、乳腺纤维腺瘤。

【用法】6~15g。

【使用注意】脾胃虚寒、食少便溏者慎用。

女贞子

本品甘苦性凉，入肝、肾经。功能补肝肾、乌须发、退虚热、明目。治疗头晕目眩，腰膝酸软，须发早白，阴虚发热，视力减退，耳鸣。

【用法】9~15g。

【使用注意】脾胃虚寒、泄泻及肾阳虚者忌服。

百合

本品性甘能补，微寒清热，入肺、心经。功能养阴润肺，清心安神。治疗肺结核、久嗽、咳唾、痰血、虚烦惊悸、失眠多梦、精神恍惚。

【用法】9~15g。

玉竹

本品甘平，柔润多汁，入肺、胃经。功能养阴润肺，生津养胃。治疗肺燥咳嗽，阴虚劳嗽，热病阴伤，口燥舌干，消渴。此外，玉竹每日服用 15~20g 治疗风湿性心脏病、冠状动脉粥样硬化性心脏病、肺源性心脏病等引起的 II ～ III 期心力衰竭，10 天为 1 个疗程，有显著疗效。本品还有降糖作用。

【用法】9~15g。

【使用注意】脾虚有痰者忌服。

石斛

本品味甘能补，微寒清热，入胃经。可养胃生津，治胃阴不足或热病伤阴引起的口燥舌干、内热消渴。能滋阴清热，治阴虚发热。入肾经，能明目强腰，治肾虚、腰膝酸软无力、视物不清。

【用法】6~15g，鲜品 15~30g，干品入汤剂可先煎。

黄精

本品味甘能补，性平质润，入脾、肺、肾经。功能补气益阴，润肺，健脾，强肾。治疗肺阴不足之燥咳、劳嗽、久咳，气虚之倦怠乏力、气短、神疲，肾虚之腰酸、头晕、耳鸣，气阴两虚之消渴。此外，本品还可治疗肺结核，有降压作用，抗菌，治疗体癣、脚气。

【用法】9~30g。

黑芝麻

本品味甘能补，性平质润，入肝、肾经。功能补肝肾、润五脏、乌须发。本品可入肝益血，"治风先治血，血行风自灭"，故可治虚风眩晕、风痹、瘫痪。

【用法】9~15g，入汤剂。

【使用注意】脾虚便溏者忌服。

墨旱莲

本品味甘能补，味酸收敛，性寒清热，入肝、肾经。功能滋补肝肾，凉血止血。治疗头晕目眩，须发早白及咳血、咯血、尿血、衄血、血便、血痢。此外还可治白喉、淋浊、带下过多、阴部瘙痒。

【用法】9~15g。

【使用注意】脾胃虚寒者忌服。

桑椹

本品甘寒，益血而清热，入心、肝、肾经。功能滋补肝肾，养阴生津，润肠安神。治疗心肾衰弱引起的失眠、习惯性便秘，肝肾阴虚引起的头晕目眩、目暗耳鸣、须发早白，津伤所致口渴、消渴、肠燥便秘。

【用法】9~15g，鲜品加倍。

【使用注意】脾肾虚寒溏泄者忌服。

龟甲

本品甘寒，龟甲纯阴，入肝、肾、心经。功能滋阴潜阳，益肾健骨，养血补心，凉血止血。治疗头目眩晕、骨蒸潮热、盗汗、遗精、肾虚骨痿、囟门不合、惊悸失眠、多梦、健忘。此外本品能止血，用于崩漏、月经过多。

【用法】9~30g，打碎先煎。

鳖甲

鳖甲别名甲鱼壳，是鳖的背甲，红烧甲鱼吃的多是鳖。本品味咸软坚，性寒清热，入肝、肾经，为滋阴潜阳、软坚之品。功能滋阴潜阳，退热除蒸，软坚散结。治疗阴虚阳亢之头晕目眩，阴虚风动之舌干齿黑、手指蠕动、脉细数。亦可用于阴虚发热证，症见夜热早凉，形体消瘦，舌红少苔，脉细数，骨蒸潮热，以及久疟肝脾肿大、胁肋胀痛。

【用法】9~30g，宜打碎先煎。滋阴潜阳用生品，软坚散结用炙品。

【使用注意】孕妇慎用。

十八、收涩药

收涩药又称固涩药，收涩在中医八个治则中属于"和"法范畴。酸味药一般有收敛的作用。临床中治疗出汗过多、咳嗽、遗尿（尿床）、遗精、出血、腹泻、白带过多等多会采用收涩药，常见品种如下。

1.固表止汗药

浮小麦

本品味甘益气，性凉清热，入心经。功能补气、除热、止汗。治疗自汗盗汗、骨蒸潮热。

【用法】15~30g。

2. 敛肺涩肠药

五味子

本品味酸收涩，入肺、肾、心经。上能敛肺气，下能滋肾阴，可治久咳虚喘，无论是肺虚久咳、肺肾两虚喘咳还是寒饮咳喘，皆能治之。外能收敛止汗，无论阳虚、气虚自汗，还是阴虚盗汗，皆可治之。下能治脾肾阳虚所致五更泄泻、久泻不止、遗精，取其酸而收敛之性。对内宁心安神，治虚烦心悸、失眠多梦、汗多口渴、消渴证。本品治疗范围广泛，总结为上能敛肺治久咳虚喘，下能涩精止泻，外能收敛固汗，内能生津安神，并有补肾之能。

此外，本品还可治疗传染性肝炎，五味子粉可降低谷丙转氨酶，作用迅速，奏效快。治疗神经衰弱。

【用法】6~15g。

【药理作用】本品有镇咳、祛痰、镇静、保肝、扩张血管、调节心肌细胞能量代谢、调节免疫功能、抗溃疡、抗衰老等作用。

【使用注意】感冒初起、麻疹初发者不宜用。

乌梅

本品味酸收涩，入肝、脾、肺、大肠经。功能敛肺止咳，涩肠止泻，安蛔止痛，生津止渴。治疗肺虚久咳，久痢久泻，还可安蛔止痛，和胃止呕，又可治虚热消渴、细菌性痢疾、钩虫病。本品炒炭治崩漏不止、便血。外用能治疮毒、头疮、体癣、足癣、牛皮癣。

【用法】3~9g，止泻止血用炒炭，生津安蛔生用。

【药理作用】本品具有抗菌、抗真菌、抗过敏等作用。

五倍子

本品酸涩收敛，入肺、大肠、肾经。功能敛肺降火，止咳止汗，涩肠止泻，固精止遗，收敛止血，收湿敛疮。治疗肺虚久咳、久痢久泻、遗精滑精、脱肛、自汗盗汗、便血、尿血、崩漏、外伤出血、肿毒、疮疖、倒睫。此外还可治宫颈糜烂，防治水田皮炎。

【用法】内服研末 2~6g，入丸散，外用适量。

【使用注意】外感咳嗽、湿热泄痢者忌服。

赤石脂

本品酸涩质重，入大肠、胃经。功能涩肠止泻，止血止带，外用敛疮生血。可以治疗泻痢不止、大便潜血、脱肛。还可治崩漏、赤白带下、遗精，外用治溃疡不敛、疮癣作痒。

【用法】9~30g，如遇久泻不止可加倍。

【使用注意】孕妇忌用，畏官桂。

肉豆蔻

本品味辛能散能消，性温能通，入脾、胃、大肠经。功能涩肠止泻，温中行气。治疗久泻不止，心腹胀痛，呕吐，消化不良。

【用法】3~9g，入丸散。

【使用注意】湿热泻痢者忌服。

石榴皮

本品酸涩收敛，性温有毒，入肾、大肠经。功能止血润肠，止泻杀虫。治久泻、久痢、便血、脱肛、梦遗、滑精、崩漏、带下过多、虫积腹痛，还可治疗阿米巴痢疾、细菌性痢疾，亦可治多种感染性疾病。此外，外用可治疗化脓性中耳炎。

【用法】3~9g。

【使用注意】本品有毒，用量不宜过大。

诃子肉

本品酸涩收敛，味苦能降，归肺、大肠经。功能涩肠敛肺，下气利咽。煨用治疗久泻、久痢、脱肛、便血、崩漏、带下、遗精、尿频。生用治疗肺虚久咳失音。此外，本品还可治疗大叶性肺炎、细菌性痢疾、白喉带菌者。

【用法】敛肺、清火、开音用生品，涩肠止泻用煨品。

【使用注意】内有湿热积滞者忌服。

3. 固精缩尿止带药

金樱子

本品酸涩收敛，入肾、膀胱、大肠经。功能固精缩尿，涩肠止泻，固精止带。治疗滑精、小便频数、遗精、遗尿、久泻、久痢、崩漏、带下、子宫脱垂、肺虚喘咳、自汗盗汗。

【用法】6~10g。

【药理作用】本品有很好的降血脂作用，此外还有抗菌、抗病毒作用。

【使用注意】实火、实邪者忌服。

海螵蛸

本品咸入血，涩固脱，治胃痛吞酸、胃出血、吐血、尿血、便血、呕血、崩漏以及外伤出血等出血证。还可治遗精、赤白带下、湿疹、湿疮、溃疡不敛。此外，本品还可治疗胃十二指肠溃疡、疟疾、下肢溃疡。

【用法】6~15g入汤剂，1~3g研粉吞服，外用适量。

【使用注意】阴虚火旺者忌服，便秘者慎用。

椿皮

本品苦寒燥湿，味涩收敛，入大肠、肝、胃经。功能清热燥湿，涩肠止血，杀虫止带。治疗久泻、久痢、便血、崩漏、带下、遗精、蛔虫病、疮癣作痒。

【用法】6~15g，外用适量。

桑螵蛸

本品甘咸平补，入肝、肾经。功能补肾助阳，固精缩尿。治疗遗精、阳痿、早泄、遗尿、小便频数、白带过多、白浊。

【用法】3~10g。

【使用注意】阴虚火旺者忌服。

覆盆子

本品甘补酸固，入肝、肾经。功能益肾固经，缩尿明目。治疗肾虚不固之遗精、滑精、遗尿、尿频、阳痿，虚劳之目暗。

【用法】6~15g。

【使用注意】本品性温，固涩收敛，故肾阴虚火旺、小便短涩者忌服。

莲子

本品味甘能补，涩可收敛，性平，入肺、肾、心经。功能益肾固精，补脾止泻，止带，养心安神。本品入肾经，补肾固精，常与芡实、龙骨同用，治遗精、滑精。和茯苓、白术同用，治脾虚引起的带下过多。与山茱萸、山药、芡实同用，治脾肾两虚引起的带下病。本品还可治疗久泻、食欲不振，交通心肾，治疗心肾不交引起的虚烦、心悸、失眠。此外，本品还有止呕的作用。

【用法】9~15g。

【使用注意】便秘者忌服。

山茱萸

本品酸涩收敛，性温暖肾，入肝、肾经。功能补肾助阳，固精缩尿。治疗肝肾亏虚引起的头晕目眩，腰膝酸软，阳痿早泄，遗精遗尿，小便频数，白带过多，崩漏，月经过多，大汗不止，体虚欲脱。

【用法】6~15g。

【药理作用】本品具有抗菌、抗癌、升白细胞、调节免疫功能等作用。

芡实

本品甘补涩敛，入脾、肾经。脾喜燥恶湿，肾喜湿恶燥，本品补而不腻，涩而不留湿。功能益肾固精，健脾止泻，除湿止带。治疗肾虚引起的遗精、小便不禁、淋浊、带下过多以及脾虚久泻不止。

【用法】9~30g。

十九、攻毒杀虫止痒药

攻毒杀虫止痒在中医八个治则中属于"清"法范

畴。中医多数"清"指的是"清热"，在此攻毒杀虫止痒药清的是毒，"清毒"采用方法是"以毒攻毒"，因此这类药不少都有毒或有小毒。西医的"顺势疗法"也多是采用以毒攻毒，或以小毒刺激人体免疫系统，最终建立群体免疫。

蛇床子

本品有小毒，辛散苦降，湿燥，入肾经。功擅燥湿杀虫，散寒祛风。治阴部湿痒、湿疹、湿疮、湿浊带下、寒湿腰痛，又可温肾助阳，治阳痿早泄、宫寒不孕。此外，本品还可治滴虫性阴道炎、急性渗出性皮肤病、婴儿湿疹等疾病。

【**用法**】入汤剂 3~9g，外用水煎剂外洗，研末外敷适量。

【**使用注意**】阴虚火旺、下焦湿热者忌服。

蜂房

本品味甘有毒，入肝、肺经。功能攻毒杀虫，祛风止痛。治惊痫、瘾疹瘙痒、乳痈、疔毒、瘰疬、风火牙痛、头癣。

【**用法**】2~6g。

汗、吐、下、和、温、清、消、补是中医八大治法，以上将药物分类与治法对应起来介绍，方便读者理解。我们以发汗药为例，中医的前辈们通过理论和临床实践，把具有发汗功能的中药归纳到一起，又按照性质温热寒凉细分成辛温解表药和辛凉解表药，用在不同的患者身上，最终通过发汗把毒排出体外。每味中药的功效都是经过千百年来的临床实践总结、归纳出来的，都凝结着古代和现代中医人的智慧和艰辛。

总而言之，中医治疗思路清晰，逻辑严密，以实人实证为研究对象，是一门实践科学。中医把病证分为虚、实两种，利用五行和五脏相生相克的客观规律，高度归纳出治疗思路，虚则补之，实则泻之，虚则补其母，实则泻其子。中医通过望、闻、问、切四诊合参，又经过八纲辨证、三焦辨证、脏腑辨证、卫气营血辨证等进行综合分析，结合自己的临床经验，选方用药，救治患者，造福人类。

第四章

常见疾病与中医治疗对策

现代人有许多常见病和高发病，如高血压、糖尿病、冠心病、精神性或心理性疾病、皮肤过敏性疾病等。有些疾病伴随着生活水平提高而高发，俗称"富贵病"。

西药对以上疾病有一定的治疗作用，但不能根治，多数人只能终身服药，而且长期服用西药会给肝肾带来负担，造成肝肾功能损伤。中医中药把人体当作一个整体，通过调理相关脏腑来治疗疾病，不良反应少，效果好，以下介绍几种常见疾病的中医治疗对策。

一、高血压

高血压属于中医"眩晕"范畴。高血压的主要风险是造成脑血管破裂，又称脑卒中。西医认为人情绪激动会直接导致血压升高，血管壁硬化、失去弹性也会导致血压升高。影响血压的因素有很多，连"坐不沾凳"或故意憋气等都会影响测量时的血压值。究竟为什么会血压升高？具体的机制西医也说不清。中医没有血压计，他们认为眩晕（西医高血压）多是由气血运行不畅，经络不通所致。西医却始终不承认人体中有气的存在，他们认为身体产生的气是由食物在肠道中发酵产生硫化氢、吲哚等有害气体，通过排气和打嗝排出体外，由于它们没有进入体内，一般不会影响血压。

中医认为人体除了血管、淋巴管外，还有经络。经络是运行人体之气、联系脏腑和体表及全身各部的通道，是人体功能的调控系统。中医经络里有气的流通，这可以从针灸的补气或泻气的手法中得到证明。

中医治疗高血压通常采用理气、疏通经络、活血化瘀、安神、滋阴、清热、镇肝息风的中药，根据不同的症状进行分型，施以相对应的方剂。如主症为头重脚轻，证属肝阳上亢，用天麻钩藤饮。若眩晕日久，症见腰膝酸软，失眠多梦，两目干涩，耳鸣如蝉，证属肾精亏虚，用左归丸加减。另外笔者常用的具有降血压功效的中药有罗布麻叶、牡丹皮，既可降血压，又可降血脂，还可以消除脂肪肝。可选灵芝 5g、生山楂 10g、枸杞子 10g、罗布麻叶 5g、菊花 3g、草决明 5g。每日 2 次，热水冲服，代茶饮。

二、糖尿病

糖尿病属于中医"消渴证"范畴。糖尿病的特征是"三多一少"，即多饮、多食、多尿、体重减轻。糖是人体重要的能量来源，大部分食物最终都要转化成葡萄糖，经过三羧酸循环产生 ATP，释放能量，维持人体生命活动。假如机体胰岛细胞功能障碍导致胰岛素分泌下降，或者机体对胰岛素作用不敏感，导致血液中的葡萄糖不能有效被利用，则会出现血糖含量升高。糖的黏性大，能黏附血管内胆固醇、钙或血小板等形成栓塞，如侵及冠状动脉引发心肌梗死或冠状动脉粥样硬化性心脏病，侵及眼底血管造成失明，侵及肾脏动脉血管造成肾衰竭、尿毒症。所以西医强调降血糖，降血脂。

中医治疗糖尿病，属上消，症见口舌干燥，口渴多饮，往往由肺热伤津所致，治以清热润肺，生津止咳，采用的药物通常有玉竹、桑叶、天花粉、麦冬、藕汁、黄精、生地黄、黄芩、知母等。属中消，胃火盛者，症见多食易饥，形体消瘦，口臭，便秘，治以清胃泻火，养阴生津，常用药物有知母、生地黄、生石膏、黄连、栀子、石斛、麦冬等。证属气阴两虚，症见神疲乏力，饮食减少，或口渴欲饮，能食便溏，形体消瘦，治以补气健脾，止渴生津，常用药物有党参、黄芪、白术、茯苓、甘草、山药、粉葛根、天冬、麦冬、桑椹等。属下消，肾阴虚者，一般多用六味地黄丸加减；肾阴阳两虚者，以金匮肾气丸加减。另有一种类型，无任何症状，只是血糖升高，可用桦葛孔菌 30g 煮茶喝。

三、冠心病

冠状动脉粥样硬化性心脏病，简称冠心病，属于中医"胸痹"范畴。冠状动脉供给心肌营养，冠状动脉硬化导致心肌供血、供氧不足，从而引起心肌功能障碍和（或）器质性病变。中医认为胸痹的病机是心脉瘀阻，属本虚标实证，本虚为气虚、气阴两虚、阳气不足，标实为血瘀、气滞、寒凝、痰浊，也可见气滞血瘀、寒凝气滞、痰瘀闭阻等。中医治疗冠心病常用中药如活血化瘀药三七、丹参、川芎、桃仁、红花、当归、赤芍等；理气药降香、檀香、沉香、甘松、枳实、枳壳、陈皮、红景天、香附等；化痰浊药瓜蒌、薤白、半夏、桔梗、石菖蒲、竹茹、胆南星等。此外，还有治疗寒凝的温里药附子、肉桂，治疗气阴两虚证的人参（党参）、麦冬、五味子（三药合而为生脉饮），炙黄芪、白术、炙甘草等，治疗心肾阴虚的滋阴药、养心安神药。如补气养血药人参、麦冬、五味子、生地、元参、酸枣仁、远志、夜交藤、柏子仁、阿胶、丹参、当归等。心阳虚衰常用人参、附子、肉桂、熟地、淫羊藿、补骨脂等。三七粉非常好，它在用量大时具有化瘀活血的功效，用量小时又有化瘀止血的效果，冠心病和脑卒中患者可以长期服用，正常人服用亦有一定的预防疾病作用。

四、癌症

癌症属于中医"岩证"范畴，虽然为毒瘤，却没有毒，有的癌症有一定的遗传倾向。癌症的死亡通常有两种方式：一是肿瘤"抢夺"人体营养，这类患者会迅速消瘦，死亡时会脱相，即恶病质。二是癌细胞发展过快压迫器官导致死亡。很多患者得知患了癌症后，精神受到极大刺激，惊吓而死。因此有人说，癌症三分之一死于过度治疗，三分之一甚至更多死于惊吓，有一定的道理。

目前癌症的死亡率仅次于心脑血管疾病，很多癌症患者一经发现就已经是中晚期，在较短时间内死亡，因此人们往往谈癌色变。西医治疗手段无外乎手术（是治疗早期癌症最佳手段）、放疗、化疗、靶向治疗，因放化疗不仅仅能够杀死癌细胞，同时也能杀死免疫细胞，而癌细胞可以无限次增殖，导致病情无法控制。中医认为癌症属于本虚标实证，多是因虚（免疫功能下降）得病，全身属虚，局部有实邪。初期邪盛（气滞、血瘀、痰湿、热毒），正气尚不甚虚，多为实证，中晚期癌细胞耗伤人体气血，由于邪越来越盛，正气越来越虚，为本虚标实。中医治疗多采用扶正祛邪法，扶正多用补气药、滋阴药、补血药，祛邪多用清热解毒药、攻下药。

五、精神性和心理性疾病导致的失眠

失眠属于中医"不寐"范畴。中医认为心主神明，"心之官则思"，心思过重，钻了牛角尖，就容易得抑郁症、焦虑症等精神性疾病，可见精神性疾病都与心相关。据国外案例报道，西医曾对患者行心脏置换手术，后来发现接受心脏的人继承了贡献心脏人的各种癖好和思维方式，甚至以同等方式自杀。可见中医认为心脏与思维密切相关很有道理。解决失眠，中医从"心"做起。

另外中文还有"心知肚明"的说法，暗示心与肠道有关联，这个说法更有前瞻性。人想吃什么，不是头脑告诉你的，而是肠道细菌告诉你的。现代科学不断证明，人的心理性疾病和精神性疾病很多都是由肠道微生物群紊乱造成的，只有肠道菌群调整到位，肠道微生物平衡了，人体才能健康。中药都是天然的，吃到肚子里肠道细菌首先享用和做出反应，因此中药对于细菌有直接干预作用，相反，化学合成的任何西药虽然有抑制病原微生物的作用，但是它们大多都对肠道细菌都有伤害。所以，治疗人类心理性疾病和精神性疾病的真正药物绝对不是西药，而是中药和肠道益生菌。除了中药，适量补充高品质益生菌如乳酸菌等也可以减轻失眠。

中医治疗抑郁症、焦虑症等心理性或精神性疾病有一定的优势，特别是针对抑郁症、焦虑症引起的失眠，通过养心安神、疏肝解郁、交通心肾等治疗，多可取得不错疗效。心藏神，心主神明，如采用养心安神的方法，用酸枣仁、五味子、柏子仁、远志、龙眼肉、茯神、夜交藤等；肝主疏泄，调节情志，如肝气瘀滞，也会导致失眠，在治法上采用疏肝解郁的方法，常用中药有灵芝、香橼、佛手、夏枯草、清半夏、木香、黄连等。此外还有交通心肾的交泰丸（肉桂、黄连）等等。

六、皮肤病及过敏

皮肤病种类繁多，根据具体分类，属于中医虫咬、刀伤或疹、疮、疔、疖、痈、癣等范畴。中医有个说法："外不治癣，内不治喘。"癣是非常难治的皮肤病。人体的皮肤疾病通常由外伤（虫咬及刀剑等损伤）、内脏疾病的外延、免疫系统失调和过敏等引起。皮肤疾病很多是顽疾，西医缺少确切有效的方法，往往久治不愈，中医治疗皮肤病有显著优势。中国古时候战争连绵不绝，中医积累了许多专门医治战争创伤的外用中药，有丰富的经验。中医治疗内毒引起的皮肤病也有一绝，最著名如拔毒膏。中医认为"肺主皮毛"，"诸湿肿满，皆属于脾"，"诸痛痒疮，皆属于心"，在外治的同时，对很多皮肤疾病的内治法也有独特的经验。皮肤病多是由风与湿引起的，中医认为"治风先治血，血行风自灭"，即治疗风证首先要重视活血化瘀。而治疗湿时要牢记四个字：辛、开、苦、降。中医还会通过用中药调节脏腑，内外兼治，收效甚快。

在现代生活中，由于饮食不健康，破坏了人体的肠道菌群，很多人都开始对许多过去不过敏的食物变得过敏了，除了海鲜、牛奶这类好使人过敏的食物外，甚至还有人对粮食过敏，有的人连水都过敏。西医比较有效的方法就是补充高质量益生菌，除了补充肠道益生菌如乳酸菌直接调整菌群平衡外，也有一些中药可以抑制过敏，著名的如方剂过敏煎。过敏煎由银柴胡 10g、防风 10g、乌梅 3g、五味子 10g、甘草 10g 组成。此外还有国医大师王琦教授的过敏 2 号方：生黄芪 30g，百合 20g，乌梅 15g，牡丹皮 10g，黄芩 10g。

我治疗湿疹、体癣、手足癣等，会采用外洗的方子，如丁香 9g，生山楂 30g，生艾叶 30g，川椒 6g，大茴香 10g，枯矾 30g，加醋 1 两，煮 20 分钟先熏后泡，疗效显著。

第五章

现代人对于中药服用等的常见问题

中药的说明书与西药的差别很大。在汤药处方中，医生通常在所有药味的后面，标明共几副或几剂煎服，日服几次，这就是"说明书"了。在中成药的包装盒里可以找到说明书，里面有药的成分、服用方法等常规的说明，但是缺少西药规定的不良反应提示。下面是患者在服用中药时常常有疑问的地方。

中药应当何时服用？

中药的服用通常是每日 2~3 次，早、晚各 1 次，或早、中、晚各 1 次。至于饭前还是饭后则主要取决于病变部位和性质。一般来说，有胃不舒服的应当餐后服药，其他疾病应当餐前服药，效果似乎更好，目的就是使药更好地吸收以发挥疗效。按照中医理论，气血在不同时间流经不同的脏腑，比如凌晨 3 点气血运行到肺经，根据子午流注，这个时间段治疗肺病，行针灸治疗或者服药效果会更佳。

具体的服药时间：对于中成药，我一般嘱咐患者早晨宜在饭前 1 小时左右服用，晚上饭后 2 小时服用，也可根据病情 1 天服药数次。代茶饮次数不限，浓淡不限。

对于汤药，每日 1 剂，分为 2 次服用，或可分为 3 次服用，病情紧急时亦可顿服，也可根据需要采取持续服药以维持疗效，也可 1 日 2 剂以增强药效。一般汤剂多以温服为宜。

特殊药物服用方法：胃病患者宜在饭后服，滋腻补益类药物宜空腹服用，治失眠的安神药须在睡前服，治疟疾药宜在发作前 2 小时服，慢性病服用丸、散、膏等中成药应定时服。

特殊人群的服药方法：感冒患者服发汗解表药，除了需要温服外，服药后还须保暖避风，使全身微微发汗。呕吐者服用宜加入少许生姜汁或少量陈皮后再服用，或采取冷敷。任何人服用峻烈有毒性的药物应审慎从事，宜先从小量逐渐增量，中病即止。

几种中药可以同时服用吗？

中药之间有禁忌。中药有七情，分别是相须、相使、相反、相恶、相杀、相畏和单行。相须、相使表示两味药之间互有加强的作用。相反就是两种药在一起应用，会产生或增强不良反应，如甘遂反甘草。相恶表示两种药合用，一种药能使另一种药的功效降低或消除，如人参恶莱菔子，莱菔子可以降低人参的补气功效。相杀、相畏表示两味药之间似乎水火不容。

其实在方剂中经常会用到佐治药，用一种药减轻或消除另一种药的毒性或烈性，如半夏畏生姜，生姜能够减轻或消除半夏的毒性。单行表示该药可以特立独行，与其他药不参合。在相反配伍中，老祖宗们又总结出十八反和十九畏，明确了哪些药不能与哪些药同时出现在一个处方中。一般人抄方后自己去药店抓药，对于西药，药房会严格执行处方药及非处方药（OTC）的规定。对于中药，药房须查验处方是否有医师签名，以及单味药的用量、煎煮方法是否符合药典要求，处方是否违法十八反和十九畏的原则。

作者把十八反和十九畏编成了朗朗上口的歌诀，便于记忆。

十八反：（在原歌诀上押韵改编）

本草言明十八反，乌攻及蔹贝蒌半，

甘草战芫遂戟藻，诸参辛芍藜芦叛。

注：其中乌头即附子、川乌、草乌、天雄，反半夏、全栝楼、栝楼皮、栝楼子、贝母（川贝母、浙贝母）、白及、白蔹。甘草反甘遂、大戟、芫花、海藻。藜芦反人参、人参叶、北沙参、南沙参、丹参、玄参、苦参、细辛、白芍。所谓反就是不能放在一个处方中。

十九畏：（在原歌诀基础上押韵改编）

硫黄原是火中精，偏遇芒硝不领情，

水银最怕砒霜现，狼毒也畏密陀行。

巴豆若与牵牛走，犹似牙硝会三棱。

川乌草乌不顺角，丁香郁金气难平。

官桂石脂不拉手，人参五灵谁能赢。

注：其中朴硝别名芒硝，密陀为密陀僧，角为犀角，牵牛子即黑丑、白丑，牙硝即芒硝，官桂即肉桂，石脂即白石脂、赤石脂，五灵为五灵脂。所谓"畏也"是不能放在一个处方中。

有的时候，如果一个人手里有两个都是医生开的中药处方或者两三种中成药，他想一起吃，但心里没底，这时最好的方法是只选其一服用，或者拿着处方和中成药咨询中医医师，不能擅自同服。

中、西药可以同时服用吗？

有的中药、西药不可以同时服用。如木香、砂仁、陈皮等对肠道有明显的抑制作用，可延长地高辛、维生素 B_{12} 等在小肠上部的停留时间，使药物吸收增加。甘草与氢化可的松，猪苓、泽泻与呋塞米、氢氯噻嗪，青霉素与金银花，蒲公英与三甲氧苄氨（TMP）均有协同作用。

但有些中成药能降低西药的不良反应，如骨碎补有补肝肾、强筋骨功效，治疗肾虚、耳鸣，与链霉素合用能够降低链霉素的不良反应。大补气血的紫河车能够明显降低放化疗后的各种不良反应。

含有钙离子的中成药如牛黄解毒丸、牛黄清胃丸、蛤蚧定喘丸、利胆排石片等与四环素、异烟肼等合用形成难溶性物质，阻碍药物吸收，降低疗效。含朱砂的中成药如朱砂安神丸、六神丸、仁丹、七厘散、紫雪散等与西药溴化物、碘化物等同服可产生有毒的溴化汞、碘化汞，导致药源性肠炎。含雄黄的中成药如安宫牛黄丸、牛黄解毒丸、六神丸与含硫酸盐的药物如硫酸镁、硫酸亚铁合用会增加毒性。酸性中成药如大山楂丸与碱性西药如氨茶碱合用酸碱中和，使疗效降低。含有乙醇的中成药如国公酒等各种药酒，同胰岛素、苯妥英钠、安乃近等西药同用，因乙醇能增强肝脏药酶活性，使上述西药在体内代谢加快，半衰期缩短，影响疗效。

大活络丸、九分散等含有麻黄的中成药如果同痢特灵（呋喃唑酮）、优降宁（帕吉林）等单胺氧化酶抑制剂西药合用，麻黄中的麻黄碱可促使储存于神经末梢中的去甲肾上腺素大量释放，严重时可致高血压危象和脑出血。

阿司匹林与含有甘草、鹿茸的中成药合用，阿司匹林对胃黏膜有刺激，而甘草、鹿茸合用糖皮质激素，可使胃酸分泌增多，又能减少胃黏液分泌，降低胃与十二指肠抵抗力，诱发或加重胃和十二指肠溃疡。

中药与西药是否可以同服，要根据具体情况而定，一般建议服用中药和西药的时间间隔为 2 小时左右为宜，中药多是饭前服，西药多是饭后服用。

中药服后反应强烈，应当继续服用吗？

一般服用中药 3 天内会有所反应，当然慢性病相对反应时间会长，有的人服药之后不知不觉病就减轻了，有的人服完药后反应强烈，甚至上吐下泻，可能是药不对证，但也可能是身体在通过吐泻"排毒"。一般情况下如果药服用了 3 天，甚至服用了 1 个疗程（多是 7 天）没有任何反应，应当咨询医生，看是否需要调处方或者继续服用。

中药太苦可以放糖、蜂蜜或以茶送药吗？

一般煎煮时不加矫味剂，服用时有异味、苦味，特别是儿童，多不愿意服用，我一般给儿童患者开药时最后都加甜叶菊 1g 来矫正中药汤剂味道。中药中的大枣有甜味，还补气，罗汉果也有甜味，尚有止咳之效，如果药对证，在处方中加入这类中药可以改变口味。有的患者惧怕汤药苦涩，擅自加入白糖和蜂蜜降低苦感，虽有时并无不适反应发生，但不建议，因为白糖和蜂蜜也属于中药，可能会影响疗效，或使药效发生改变，如确实需要用白糖或者蜂蜜矫正味道，也需要事先咨询医生。

中药最好不用茶送服，这是金科玉律。茶叶虽然不如酸奶解酒，但是天然就有解毒、降低药性的作用。服用中药时喝茶，应当留出间隔时间。

中药有保质期吗？能够储存多长时间？

中药饮片是有保质期的。由于每种中药饮片的药性不同，保质期也有所差异，有的时间比较长，有的时间比较短，大多数中药饮片的保质期都在 3 年左右，《中华人民共和国药品管理法》中有明确规定。一般情况下，中药饮片只要不发霉变质、虫蛀、变色、泛油、气味散失、风化、潮解、融化等，保管养护正常，在保质期内，就可以正常应用。

中药西制，就是运用先进科学技术，以中药材为原料，经提取、浓缩或分离、干燥后制成符合发达国家和地区标准的粉状提取物。这些药物其实和西药区别不大，到了效期就不要服用了。另外委托药房或自己煎煮的汤药一般不添加防腐剂，故不宜久存，以当时煎煮当时喝为好。

同样的药方有几种剂型应当选用哪种？

中药的剂型多种多样，各有利弊。常见的中药剂型有汤、丸、散、膏、栓、针、酒、冲、胶、片。汤剂灵活，一人一方，针对性强，这是中医的传统，而且见效快。颗粒剂便于保存及携带，服用也方便。丸剂作用缓和、持久。膏剂常见的有止咳药，服用方便，一次一勺，味道甜甜的。栓剂多是通过肛门给药，多针对妇女、儿童及不能自理的患者或老年人。针剂是中药西用，静脉注射，危险性大，争议也大。酒剂可以自己炮制，也有成药出售，如人参酒等。散剂是粉状，用热水化服。中药的胶囊剂是一种中药西做的产物，为了服用方便及走向世界。有时同样的药物，剂型不同，疗效也会有差异，如藿香正气胶囊就比藿香正气水（含乙醇，服用后驾车可测出）见效慢许多。中药的片剂也是一种中药西做的形式，现在市场上也很常见。下面我们简单介绍几个常用剂型。

1. 丸剂

丸剂是中成药中最古老、最常用的剂型，它是将药粉或药物的提取物用适当的辅料粘合而成的。丸剂取其缓下之效，丸剂服用后，需要一定时间在胃肠崩解，逐渐被人体吸收，故产生疗效较慢，药效持续时间较长，不适合急性病的治疗，如头痛、感冒、发烧等，而适合治疗慢性病。如蜜丸，用蜂蜜做粘合剂，蜂蜜对胃黏膜有保护作用，可以减少药物对胃的刺激作用。丸剂因粘合剂不同分为水丸、蜜丸、糊丸、蜡丸、胶丸等。

2. 片剂

片剂是将药物细粉或提取物与适宜的赋形剂混合，经加工压制而成圆形或其他形式的片状、分剂量的剂型。根据功能，用法各异，如用于口腔及咽喉炎症应服用含片，不宜吞服。心脑血管疾病用滴丸制剂舌下含服。现在片剂因为工艺的改进，分为外包糖衣片和薄膜衣片，防止变质及掩盖不良气味。

3. 颗粒剂

中药颗粒剂是在汤剂和糖浆剂基础上发展起来的剂型。它开始出现于 20 世纪 70 年代，由于辅料中蔗糖占有相当大的比例，又被称为干糖浆。后由于出现了块状型式，但与颗粒剂一样可冲服，故又称为冲剂。该剂型携带、服用方便，1995 版《中国药典》将 1990 年版《中国药典》"冲剂"重新定义为"颗粒剂"，使颗粒剂定义更为科学化，常见的如板蓝根颗粒、感冒清热颗粒等等。

现在单味中药亦有颗粒剂，中药饮片颗粒剂是近些年中药饮片改革的一个产物，是中药饮片加工炮制工艺及剂型改革研究的新进展，是依据中医药理论和临床应用需要，对中药材及中药材饮片进行特殊加工，而制成的一种便于携带和服用的新剂型。现在中药颗粒剂应用越来越广泛，大大方便了广大患者。

4. 栓剂

中药栓剂指将中药与基质混合后制成专供塞入不同腔道的固体制剂。按照使用腔道的不同，分为肛门栓、阴道栓、尿道栓。栓剂是古老的剂型，它的优点是比口服药吸收快、药物利用率高，给药的途径不经过消化道，可以减少药物对消化道的刺激，而且给药后一般不经过肝脏而直接进入大循环，可减少药物对肝脏的不良作用。另外它还增加了一个对孩童给药的途径。

5. 酒剂

酒剂也称药酒，指中药饮片用蒸馏酒提取制成的澄清液体酒剂，特点是用量少、吸收好、奏效快。另外酒有行气活血、祛寒通络作用，故可用于治疗寒湿引起的关节痹痛。此外酒剂不仅内服，还可外用，治疗跌打损伤。

6. 散剂

散剂系指一种或数种药物经粉碎、混匀而制成的粉状药剂，一般分为内服和外用，内服如治疗风热感冒的银翘散，外用如治疗跌打损伤的七厘散。

此外中药剂型还有茶剂（茶包，代茶饮）、胶剂、酊剂、锭剂、丹药、合剂（口服剂）、露剂，糖浆剂、注射剂（针剂）等。

中医讲"中病即止"，即病好了应停药，那么，病好了以后可以再巩固一段时间，或者长期服用吗？

中医讲究"中病即止"，即病好了就应当立即停药，不要怕药没吃完而浪费。中医是对证治疗，即在疾病的不同阶段，证可能发生改变，故需要不断调整药方。

在疾病痊愈以后，关于是否可以再巩固一段时间，需要临床大夫根据情况而定，作为患者，遵医嘱即可。

需要注意的是，凡事不能走极端，中病即止是对的，却不能病未终止，药就自行停止服用了，这样做不利于治疗。有的患者吃中药"三天打鱼，两天晒网"，病没有好就不吃了，有人嫌药太难吃、太苦，不能坚持治疗，有人觉得吃了2天药不见效就停止治疗，有人吃了胃不舒服也就自行停止服药了，就诊过程中以上这些行为大多都是不对的，遇到问题要注意随时与医生沟通，积极配合医生治疗，首先要相信给你看病的医生，才能产生积极的效果。有人说中医是一种"信仰"，有人说西医"认门"，中医"认人、认大夫"，是有一定道理的。中医没有可以吃一辈子的保健药或长寿药，服药时间太长，对脾胃、肝肾功能等都可能有损害，临床应多咨询医生，尽量保持身体阴阳平衡的状态。

西医有需要长期服用的药，一些药物长期服用对人体的肝肾功能损害很大，如降压药、降糖药或者溶栓药等，患者应定期监测肝肾功能。

中药处方的基本原则是什么？

中医讲究"理、法、方、药"，这是中医诊断与治疗疾病的四大要素。理：是指按照中医基本理论对病变机制（病机）做出判断。法：是指针对病机确定相应的治则治法（上、吐、下、消、温、补、清、和这8个治法）。方：是指根据治则选择最恰当的传统经方或验方，再根据临床实际适当加减，开出处方。药：是指对处方中的药做君、臣、佐、使的配伍，使之发挥最大的效力，并且减少不良反应。由此而看，中医对于开处方是有一定之规的。

中医处方原则是"方从法出，法从证立"，方与法紧紧相连，法与证针锋相对。中医在组方时，不是把药物简单堆加在一起，更不是单纯把药效相加，而是根据病情，在辨证的基础上，按照君、臣、佐、使来配伍。君药是治疗主证的主要药物，臣药是辅助君药治疗主证的药物。佐药作用有三：一是佐治，就是减少或消除君药或臣药的不良作用；二是佐助，治疗兼证或次要症状；三是反佐，在处方中适当地"唱唱反调"，如在温热剂中加少量寒凉药，在寒凉剂中加少量温热药，以消除寒热相拒、患者吃不进药的现象。有些人气虚很厉害，但往往虚不受补，针对气虚需要吃人参的患者，我往往在方中加入石斛，滋阴降火，使吃了人参又不会有上火之弊，这种佐药又称"反佐药"。使药作用有二：一是引经，引方中诸药直达病处，增强"靶向治疗"作用；二是调和药性，使众药"同心同德"，共同治病。

在临证组方时，主要根据主证选对应方剂或起主要功效的中药，此外还需要考虑药物的性味和归经、升降浮沉、配伍禁忌（十八反和十九畏、妊娠禁忌等），以及君臣佐使配伍思路等，不仅仅治疗主要症状，其他兼次症也一并治疗。

中药处方如同中国饮食，完全是一门艺术，不同等级的厨师可以用相同的佐料，炒出味道完全不同的菜来，关键在于用量和火候。中药处方的名堂也很多，其中关键的一环是药物剂量。前人说："中医不传之秘在剂量。"中药绝对不是量剂越大越好，剂量大了配伍不平，反倒是适得其反。俗话说"小药治大病"，非常有道理。另外中药处方一个关键环节就是中药的炮制，这相当于烹饪中的火候。经过精心炮制的中药材毒性小，药力大，有些与炮制前药效完全不同，所以建议去正规的，甚至名气大的药店买药，就是因为他们的选材和炮制方法要规范得多，精细得多，即便价钱高一点，也物有所值。

中药的炮制包括什么？

攻击中药的人，挂在嘴边的通常是中药不科学、不卫生，中药有毒、不安全。其实他们不知道，正规的中药饮片需要经过一套完整的炮制工艺后才能呈现在人们眼前。经过炮制的中药毒性往往明显降低。首先中草药多是从土里刨出来的，第一步精选，挑出杂质、泥沙、石块等非药用部分，然后经过切制、炮制后制成饮片，便于制剂和调剂。

有些药材有毒，经过炮制后可以有效降低或消除药物的毒性和不良反应，如乌头经过炮制后所含的乌头碱变成乌头原碱，毒性是原来的 1/800~1/500，如在煎药时先煎 2 个小时，会变成乌头次碱，毒性会进一步降低。当归土炒后降低了其滑肠的弊端。

中药性味有偏胜，在临床上应用有时会带来不良反应，如大寒伤阳、大热伤阴、过酸伤筋、过苦伤胃、过甘助湿、过辛伤津耗气、过咸助痰湿等。药材经过炮制后可以改变或缓和药性，以适应临床实际需要。例如生大黄泻下力强，欲攻下者用生品入汤剂，应后下，或用开水泡服，久煎则泻下力缓；酒炒大黄引药上行，清上焦实热，解血分热毒；酒蒸大黄有缓和泻下作用，泻火解毒；大黄炭凉血化瘀，清热止血。麻黄生用辛散发汗解表作用力强，蜜炙后辛散作用缓和，止咳平喘作用增强等。

中医有脏腑经络辨证，会将某一病证归为某一经（或几经）或者某一脏（或几脏），一般中药有特定的归经及善入的脏腑，药材通过炮制，可以改变原来的作用部位及趋向。如黄柏性寒，生用清热燥湿，主清下焦湿热，多用于小便浊淋、足膝痿软等症，经酒炙后，可清上焦湿热。香附、青皮经醋炙后引药入肝经，可以更好地治疗肝脏疾病。巴戟天、小茴香等经盐炙后，引药入肾，能更好地发挥治疗肾脏疾病的作用等。

有些药材具有特殊臭味，服用后常引起恶心、呕吐等，如乳香、没药、五灵脂，经醋炙后可矫臭矫味，便于服用。

有些药材经炮制后，利于储藏，如杏仁经加热处理可以破坏酶的活性，防止有效成分被酶分解。药材经加热处理还可以防止虫卵孵化，如桑螵蛸。

炮制方法不同，作用也各异，如大黄，生品清热泻火解毒，活血化瘀，酒炒则引药上行，清上焦实热，酒蒸能够缓和泻下作用，大黄炭则有清热止血功效。煎煮时间不同，作用亦不同，如大黄治疗便秘应生用，煎煮时应后下，这样才能更有效发挥大黄的泻下功效，久煎则止泻，因蒽苷久煎可水解为致泻作用很弱的苷元，又因含鞣质较多，故泻后又常导致轻微便秘。现在人们认为中药没有什么不良反应，其实这是不对的，是药三分毒，中药的治疗偏性可能会产生一些不良反应，如人参补气效良，但同时也能使人上火，甘草长期服用会致人水肿（主要是它的成分中含有糖皮质激素），因此中药也有"毒性"，只是中医大夫在配伍时讲究君、臣、佐、使，一定程度上降低或消除了药物的不良反应。

中药汤剂如何煎煮？

汤剂的主要特点就是吸收快。有的中医大夫，尤其是名医，在治疗某些疾病时能一副汤药见效，如京城的四大名医，民间都有他们各自的传说，他们甚至能够说出何时能好，有时有响，非常准确和神奇。

汤剂是用中草药煎煮成药汁，服用后直接被胃肠道吸收，能迅速发挥疗效。这是汤剂的第一个特点。汤剂发挥疗效的速度甚至比片剂、胶囊剂和颗粒剂更快，在临床中对于急症也可应用。

汤剂的第二个特点是便于加减。汤剂是最能体现中医学特点（即整体观念、辨证论治）的剂型。汤剂更像"私人订制"，医生可以针对每一名患者的具体情况，较全面、灵活地根据患者的具体情况随证加减。对患者病情针对性上要好于西药和中成药，是中医过去和现在临床中使用最广泛的一种剂型，也是考验医生水平最全面的剂型。

汤剂的第三个特点是安全。一般汤剂都是在家自己煎煮，当天煎煮当天喝，不加防腐剂和辅料。

汤药的缺点是煎煮不易。煎药一般是患者自行在家煎煮，但需要考虑是治疗感冒的药还是滋补的药品，因为它们的煎煮时间不同，放水量不一样，火候也不一样。还有处方中有先煎、后下、包煎等特殊的煎煮法，若煎煮不当，可能出现因煎煮时间不够、火候不对、加水量不等而造成过稀或煎糊。过稀的药效不佳，煎糊了可能会导致成分改变，产生不良反应。以下我们分别介绍。

煎煮用具。古人认为，煎药器皿以银为上，瓷次之，现在一般选用化学性质稳定、传热均匀的器皿。

家庭多选用砂锅或电砂锅。医疗单位、经营企业现在多用中药煎煮机煎药，用不锈钢或耐热钢化玻璃等材料做器皿。煎药时忌铁器，应避免铁、锡及有害的塑料制品与药汁接触，以免发生化学反应，产生不良后果，影响疗效。

用水及浸泡时间。根据药材的质地与大小、厚度决定浸泡时间。一般是浸泡 20~30 分钟，甚至可到 1 个小时，使水分充分吸收，便于煎出有效成分。

水质和水量。一般用符合国家标准的饮用水即可，泡药时应用冷水浸泡，不能用热水，以免药材组织细胞内的蛋白质遇热凝固而不利于有效成分溶出。浸泡后水面应高于饮片 2~3 厘米。

煎药方法。煎药前先将中药放入容器中，加冷水浸泡，水面略高出药材。一般浸泡 20~30 分钟。如有先煎，可先将先煎药材放入锅中煎煮，待时间够后放入群药。先用大火煮沸，再改用小火，以免药液溢出及过快熬干。煎药时不要频频打开锅盖，以免气味走失，并减少挥发成分的外溢。每剂药煎煮 2 次。

煎煮时间。感冒中药多有挥发性，第二煎与第一煎时间相同。一般药物第一煎用大火煮沸后，用小火煎煮 20~30 分钟，趁热取出药液 150~250ml。第二煎加水过药面，大火煮沸后开小火煮 20 分钟左右，趁热取药液 150~250ml。第二煎后应挤榨药渣，以免药汁损失。两次药液合并混匀分 2 次服用。厚味滋补类药物在煎煮时应延长至 30~40 分钟。

一些特殊药物的煎煮方法。

（1）先煎：质地坚而难以煎出味的药物，应打碎先煎，包括矿石类、贝壳类，以及动物角甲类药物。某些有毒饮片经过先煎 2 个小时左右，可达到降低毒性或消除毒性的目的，如草乌、川乌、附子等。医药经营企业所能买到的均是制过的产品，草乌、川乌、附子生品必须通过特殊渠道购买，经 1~2 个小时的煎煮，可使其毒性大大降低。

（2）后下：气味芳香、含挥发性成分的饮片不宜煎煮时间过长，以免有效成分散失，在一般药煎好前 5~10 分钟入煎即可。

（3）包煎：将药物包入薄布制成的小包中，放入锅内煎煮。含黏液质多的饮片在煎煮时容易引起糊锅，影响药物疗效，如车前子、葶苈子。含有绒毛的药材须包煎，以免脱落的绒毛混入药液后刺激喉咙引起咳嗽，如旋覆花。花粉等微小饮片煎煮时总漂浮在药液上，为避免影响疗效需包煎，如蒲黄、海金沙。

（4）另煎：贵重中药为使其有效成分充分煎出，须单独煎煮取汁，再将药渣与群药合煎，然后将先后药混匀服用，如人参、西洋参、西红花等。

（5）冲服：一些用量少的贵重中药研细粉冲服，避免有效成分被其他药渣吸附，影响疗效，如三七粉、沉香面等。

（6）烊化：一些胶类置于已煎好的药液中，加热融化后一起服用，或可将此类胶体置于容器中加少许水置于蒸锅上，用蒸汽加热，融化后与群药药汁混合后分服，如阿胶、鹿角胶、龟甲胶、饴糖、蜂蜜等。

单方和对药可以治病吗？

单方方剂就是指单味药治病。中医最早一定是单方治病，后逐渐发展到对药，甚至多味药治病。在中药配伍中就有单药单行治病的例证，比如治疗气虚血脱引起的大出血，用独参汤，就是用一味药人参，大补元气，气能摄血，达到止血的目的。

介绍单方与单药的书籍不少，我们只列举一些做个示意，供读者们参考。

牡丹皮治高血压，每天 30g，煎服，每日分 3 次服用，1 个月为 1 个疗程。

生地黄可治疗风湿性关节炎，用生地黄 150g 切碎加 800ml 水煎煮 1 小时，煮取药液 300ml，分 2 次服下，1 个月为 1 个疗程。不良作用：少数有轻度腹泻、腹痛、恶心、头晕、疲乏、心悸，均系一过性，数日内自行消失。

治疗湿疹、荨麻疹、神经性皮炎，取生地黄 150g 切碎加水 1000ml，煎煮 1 小时，煎取药液 300ml，每日服 2 次。采取间隔服药法，即连续服药 3 天后休息 3 天，第 2 次须连续服药 14 天，为 1 个疗程。

三七粉每日服用 1g 左右可以止血，治疗咯血、吐血、鼻出血、尿血、便血、月经过多、崩漏等各种出血证，以及跌打损伤及软组织损伤等疾病。如每日服用超过 3g 则有活血化瘀的功效，可治疗冠心病、心绞痛等心脑血管疾病。注意本品重点是用量，用量在 1g 左右有止血的作用，而大于 3g 则有活血化瘀的作用，两者作用完全相反。现在随着人们保健意识的增强，不知道自己的身体状态，又不知道药性很可能造成误服的情况发生。三七粉蒸 10 分钟，可以用来补血。

玉米叶，我曾经用玉米叶治疗肾结石痛不可忍，甚至打曲马多都不能止痛的患者。用玉米叶 500g，水 3000ml 煮 30~40 分钟，煮制 2000~2500ml，1 天内喝完。如加入金钱草 30g、车前草 30g、山慈菇 15g、生黄芪 15g，可治疗痛风，降低血尿酸。

此外罗布麻叶代茶饮亦可降血压。

每天吃 10~15g 枸杞子可治脂肪肝。

桦葛孔菌每天 15~20g 煮水 20 分钟左右可降血糖。

下面我们介绍一些经典常用的对药，在单方单药的基础上可以增加药力或减少不良反应。如果患者在专业医生的指导下自己去药店买一味或两三味药，回家自己煎煮，常常小药可以治大病。

以下未专门标注用量的，可通过书尾的索引查找到该药，并参照第三章的单味药的用量抓药，另外在用法上，以下对药全部为煎煮。

1. 黄柏 苍术

两药合用治疗湿热下注引起的足膝红肿热痛、带下（色黄味臭）、下部湿疹或湿疮、下肢痿软无力。另外作者常用来治疗风湿性关节炎、盆腔炎、阴囊湿疹、急慢性湿疹。本方加味治疗丹毒。

黄柏、苍术合用本身就是一个名方，名为二妙散，出自《丹溪心法》。本方经常加味使用，加补肝肾、强筋骨、祛瘀止痛、引血下行的牛膝，治疗腰膝关节疼痛。我常用本方加皂角刺、路路通、三棱、莪术、威灵仙、鸡血藤、延胡索等中药治疗风湿性关节炎、结节性红斑、丹毒。

苍术辛温燥烈，燥湿健脾，既可治疗湿阻中焦的痞满、水肿，又可发表散寒，治疗风寒湿痹。黄柏清热燥湿，作用趋下。

用量：黄柏6~15g；苍术6~10g。

2. 当归 苦参

当归辛散温通，活血化瘀，行气止痛。苦参苦寒降下，清热燥湿。两药合用一温一寒，一开一降，相互制约，相互为用，辛开苦降，活血化瘀，清热燥湿。

当归、苦参也是一个名方，出自明代《古今医鉴》，专门治疗血瘀湿热引起的头面生疮、粉刺、湿疹湿疮、皮炎。

两药有抗菌、消炎、改善微循环作用。

用量：当归 6~15g；苦参 6~10g。

3．枳实　白术

这对药以白术为主，白术健脾祛湿，益气生血，和中消滞，固表止汗。枳实辛散性烈，下气化滞，消痞除满。白术的用量是枳实的一倍，补重于消，与枳实相伍，一升清，一降浊，一补一泻，脾胃调和，治疗脾胃虚弱、饮食停滞引起的脘腹痞满、不思饮食、大便不爽。

如果枳实的用量大于白术一倍，治疗气滞水停，气滞重于脾虚。我在治病时针对体壮新病者，枳实用量大于白术，治脾胃虚弱、消化无力者则以白术为主，枳实为辅。

可用于治疗慢性胃炎、肠炎、胃下垂、胃神经官能症、肝炎、子宫脱垂。

用量：枳实 6~10g；白术 10~15g。

4．香附　高良姜

高良姜辛热行散，专善温中散寒，行气止痛，健胃消食，为主药。醋香附辛香走窜，能通行上焦，疏肝解郁，善行血中之气，理气活血，调经止痛。

两药合用，为良附丸，出自《良方集腋》，治疗胃脘疼痛。此病成因很多，本方主治肝郁气滞、胃有寒凝所致者。肝郁气滞为主，香附的量加大；胃有寒凝为主，高良姜的量加大。

本品可用于治疗慢性胃炎、胆汁反流性胃炎、胃和十二指肠溃疡、慢性肝炎、子宫内膜异位症引起的疼痛等症。

用量：高良姜 6~10g；香附 6~10g。

5. 黄芪　白术

黄芪生品有益气固表、托痈排脓、升阳止汗、利水消肿的功效。炙黄芪有补中益气的功效。体表气虚多用生黄芪，脏腑气虚多用炙黄芪。白术甘温可补气健脾，苦燥祛湿，功能补气健脾，燥湿利水，止汗安胎。

两药合用，补脾而助气血，脾为气血生化之源，脾强则气充血旺，卫外固可止汗。还可治疗脾气不足，中气下陷引起的胃下垂、子宫脱垂、脱肛，以及久泻久痢等各种气虚证。此对药加防风，为玉屏风散，主要治疗虚人感冒，其特点是呼吸道反复感染，体虚自汗，盗汗，反复发作支气管炎、肾炎等，也可预防流感的发生。

用量：黄芪 10~30g；白术 6~15g。

6. 女贞子　墨旱莲

两药合用为二至丸，出自《证治准绳》。

女贞子味甘苦性平，功能补肝肾，强筋骨，乌须发，治疗肝肾不足引起的头昏、耳鸣、腰膝酸软、须发早白。墨旱莲味甘酸性寒，功能益肾养肝，补血养阴，凉血止血，乌须发，治疗肝肾阴虚引起的头昏目眩，牙齿松动，须发早白。又可治疗肝肾阴虚，肝阳上亢引起的吐血、咯血、尿血、便血、血痢、崩漏及子宫出血及眼底出血等各种出血性疾病。

两药合用治疗肝肾阴虚证，症见口苦咽干，头昏目眩，失眠多梦，遗精体倦，须发早白，以及吐血、咯血、尿血、便血、崩漏等各种出血性疾病。此外二至丸可用于治疗妇科疾病，如先兆性流产、闭经、更年期综合征，还可治疗急慢性肾炎、肾盂肾炎、肾功能衰竭、肾病综合征等。

用量：女贞子 10~30g；墨旱莲 10~30g

7. 仙茅 淫羊藿

此对药有壮阳作用，相当于加强版的"淫羊藿"。仙茅辛温燥烈，力强有毒，温肾壮阳，治疗肾虚阳痿，精冷，小便频数，遗尿；祛寒除湿，治疗寒湿痹痛、腰膝冷痛、四肢乏力等。淫羊藿辛甘温燥，作用较强，既能补肾阳，强筋骨，治疗肾虚阳痿，精冷不孕，小便频数，筋骨痿软，又可祛风除湿，治疗腰膝酸软、风寒湿痹、四肢乏力等。

两药合用可相须配伍补肾壮阳，祛风除湿，治疗更年期综合征、闭经，以及证属肾阳虚的高血压、冠心病、心绞痛。

用量：仙茅 6~15g；淫羊藿 10~30g。

8. 当归　黄芪

当归辛甘温润，为"血中之气药"，既可补血养血，又可活血化瘀，还能柔肝止痛，为妇科调经之主药，曾经有"十方九当归"之说。此外它还有润肠通便的作用。黄芪生品有益气固表、托疮排脓、升阳止汗、利水消肿的功效，炙黄芪有补中益气的功效。体表气虚多用生黄芪，脏腑气虚多用炙黄芪。

两药合用为当归补血汤，出自李东垣的《内外伤辨惑论》，其特点是味简力专。它的剂量比为 5：1，黄芪 30g，当归 6g，充分体现气能生血的作用。本方重用黄芪大补肺脾之气，以资生血之源，配以当归补血养血，治疗痛经、产后血虚发热头痛，还可治疗疮疡久溃不愈等症。

本方主要用于治疗白细胞减少症、血小板减少症、风湿性关节炎、功能性子宫出血等。

用量：当归 10~15g；黄芪 10~30g

9. 黄芪　女贞子

黄芪生品有益气固表、托疮排脓、升阳止汗、利水消肿的功效，炙黄芪有补中益气的功效。体表气虚多用生黄芪，脏腑气虚多用炙黄芪。女贞子味甘苦性平，功能补肝肾，强筋骨，乌须发，治疗肝肾不足引起的头昏，耳鸣，腰膝酸软，须发早白。

两药合用补气升阳，补肾养肝益阴，可治疗腰膝酸痛、疲乏无力、气短懒言、头晕目眩、耳鸣如蝉、盗汗自汗、五心烦热等。应用于各种癌症，治疗白细胞减少症，对慢性萎缩性胃炎也有一定的疗效。

用量：黄芪 10~30g；女贞子 10~30g。

10. 党参　麦冬　五味子

本方名为生脉饮，出自李东垣的《内外伤辨惑论》。党参味甘性平，有补中益气、生津止渴、补气养血之功，还能补脾养胃，润肺生津。麦冬益阴润肺，益胃生津，清心除烦。五味子甘酸温润，酸可收敛固涩，甘可益气生津，温润能补肾宁心。党参、麦冬、五味子三药合用，可治疗气阴两虚引起的体倦乏力，气短懒言，口渴咽干，舌燥多汗，久咳伤肺及自汗。应用于气阴两虚的心脏病、肺心病、冠心病、急性心肌梗死、心律失常，对肺结核、慢性支气管炎、神经衰弱引起的心烦失眠也有一定疗效。

用量：党参 10~30g；麦冬 10~15g；五味子 10~15g。

11. 黄连　吴茱萸

黄连苦寒清热燥湿，泻火解毒，清心除烦。吴茱萸辛散苦降，温中散寒，下气止痛，降逆止呕，杀虫。黄连、吴茱萸配伍应用出自《丹溪心法》，名为左金丸，黄连与吴茱萸按照 6：1 比例组成，功能平肝降逆，疏郁止痛，治疗肝胃不和引起的胸脘痞闷，急躁易怒，嗳气吞酸，胃痛少食。可治疗急性胃炎、胃及十二指肠溃疡、胃神经官能症、胆囊炎等。

用量：黄连 6~15g；吴茱萸 3~6g。

12. 黄连　木香

黄连苦寒清热燥湿，泻火解毒，清心除烦。木香辛温芳香，健脾消食，行气消胀，除湿止痛。两药合用有清热燥湿、行气化滞之功，治疗湿热痢疾，脓血相兼，腹痛里急后重等。应用于细菌性痢疾、肠伤寒等。

用量：黄连 6~15g；木香 6~15g。

以上我们简单地介绍了一些单药单方及对药方的基本知识，对于老百姓来说，有一定的参考意义。中医讲辨证论治，所以读者在应用这些中药前，一定要去咨询中医师，在对自己的疾病、体质等有所了解的前提下才可进行尝试，一旦成功调理了身体，就会有成就感，更增加了学习中医中药的兴趣。

第六章

常用中药歌诀表

　　人的一生应当学习些医学和养生知识，尤其应当了解和掌握中医中药的基本知识，可以平时自检和用单方、对药或各种代茶饮进行自我调理。古时候有种说法："不为良相便为良医。"体现了旧时志在济世的读书人的愿望。

　　身处荒山野岭，没有仪器设备，可以用一些中医手法来急救，如掐或按压人中穴、合谷穴、内关穴、太冲穴，或者十个指头尖放血，或者使劲拍打患者的肘窝到发紫发黑，都有一定的效果。这些中医急救小常识，每个中国人都应当熟悉。

　　中医治病讲究辨证论治，因人制宜。一个患者一个处方，量身定制，个性化服务。患者对医生的信任程度对治疗效果也会有一定影响，你对医生有信心，配合医生的治疗，疗效就会明显。师承是学习中医的重要途径，中医靠教，更靠悟，没有悟性和背功（背书功夫）的人，难成好中医。课堂教出来的中医师一般理论功底不错，但需要大量的临床实践才能成为一名真正的中医师。

下面我们把约 500 味中药编成顺口溜，便于记忆。从每一类中药的划分中，读者大致可以知道每一味药的功效，结合本书的其他章节的介绍，期望在理论上能给读者们一点小小的启发。如果读者想从处方中倒查一味药的作用时，若没有在第三章中查到相应的解释，也可以从本章的中药歌诀的药名栏目中找到对应药物，大致了解该药的功效。

附表：药物功效与歌诀对照表

分类和功效		中药歌诀	药名
解表药（感冒发烧）	辛温解表药（风寒感冒）	麻桂紫香防	麻黄、桂枝、紫苏（紫苏梗）、香薷、防风
		鹅胡白细羌	鹅不食草、胡荽（香菜）、白芷、细辛、羌活
		荆辛葱白姜	荆芥、辛夷、葱白、生姜（生姜皮、生姜汁）
		西河藁本苍	西河柳、藁本、苍耳子
	辛凉解表药（风热感冒）	浮萍菊蔓薄蝉桑	浮萍、菊花、蔓荆子、薄荷、蝉蜕、桑叶
		升麻柴胡豉葛蒡	升麻、柴胡、淡豆豉、葛根、牛蒡子
清热药（祛火消炎）	清热泻火药（牙痛上火）	知竹天花鸭谷	知母、竹叶/淡竹叶、天花粉、鸭跖草、谷精草
		夏栀决石青芦	夏枯草、栀子、决明子、石膏/寒水石、青葙子、芦根
	清热燥湿药（腹泻）	三黄苦白龙秦连	三颗针、黄芩/黄连/黄柏、苦参/苦豆子、白鲜皮、龙胆、秦皮、马尾连

分类和功效		中药歌诀	药名
清热药（祛火消炎）	清热解毒药（疮痈疔疖）	野金连	野菊花、金荞麦、金银花（忍冬藤）、连翘／半边莲／穿心莲
		蒲板绿	蒲公英、板蓝根、绿豆
		二白熊	白花蛇舌草、白蔹、熊胆
		漏土鱼	漏芦、土茯苓、鱼腥草
		紫金山	紫花地丁、金果榄、山豆根（北豆根）
		白头山	白头翁、山慈菇
		大败拳	大青叶、败酱草、拳参
		鸦射千	鸦胆子、射干、千里光
		四季青	四季青、青果
		青灯贯	青黛、锦灯笼、贯众
		马大重	马勃／马齿苋、大血藤、重楼
		地委翻	地锦草、委陵菜、翻白草
	清热凉血药（高热）	赤水牡，生紫玄	赤芍、水牛角、牡丹皮、生地黄、紫草、玄参
	清虚热药（低热）	胡黄连、银柴胡 青蒿、白薇 皮地骨、虚热肃	胡黄连、银柴胡 青蒿、白薇 牡丹皮、地骨皮
泻下药（便秘而集毒）	攻下药	大芒泻荟（歇会）	大黄、芒硝、番泻叶、芦荟
	润下药	三仁	郁李仁、火麻仁、松子仁
	峻下逐水药	牛甘巴，商大芫，千金子	牵牛子、甘遂、巴豆、商陆、京大戟（红芽大戟）、芫花、千金子

分类和功效		中药歌诀	药名
祛风湿药（骨关节疼痛、风湿性心脏病，风湿性关节炎等风湿病）	祛风寒湿药	威海川乌蕲独	威灵仙、海风藤、川乌、乌梢蛇、蕲蛇、独活
		徐伸丁雷松木	徐长卿、伸筋草、丁公藤、雷公藤、松节、木瓜
		青蚕雪山通路	青风藤、蚕沙、雪上一枝蒿、昆明山海棠、路路通
	祛风湿热药	桑梧丝路，海石老龙	桑枝、臭梧桐、丝瓜络、路路通、海桐皮、络石藤、老鹤草、穿山龙
		防豨活独艽	防己、豨莶草、独活、秦艽
	祛风湿强筋骨药	臭狗寄生 千年雪莲 石楠五衔祛风强骨	臭梧桐、狗脊、桑寄生 千年健、雪莲花 石楠叶、鹿衔草、五加皮
化湿药（清痰等有形之痰及皮肤扁平无痛凸起等无形之痰）		藿佩兰 厚苍术 砂仁草豆蔻	藿香、佩兰 厚朴、苍术 砂仁、草果、豆蔻/草豆蔻
利水渗湿药（减肥减重，治小便不利等及黄疸）	利水消肿药	泽冬荸薏	泽泻/泽漆、冬瓜皮、荸荠、薏苡仁
		冬苓玉葫	冬葵子、茯苓/猪苓、玉米须、葫芦
		香槟枳蛄	香加皮、槟榔、枳椇子、蝼蛄

分类和功效		中药歌诀	药名
（接上）	利尿通淋药（尿液异常、有结石）	海金沙，车前滑，木通地，蓄石草，冬灯瞿	海金沙、车前子、滑石、冬葵子 关木通（川木通）、通草、地肤子、萹蓄、石韦、灯心草、瞿麦
	利湿退黄药（黄疸）	茵陈虎杖金瓜鸡骨地珍垂花（盆）	茵陈、虎杖、金钱草、瓜蒂鸡骨草、地耳草、珍珠草、垂盆草
温里药（上热下寒、手脚冰凉等内寒，还可回阳救逆）		—	吴附干肉小茴香 花胡丁荜高良姜	吴茱萸、附子、干姜、肉桂、小茴香 花椒、胡椒、丁香、荜茇/荜澄茄、高良姜
理气药（气滞血瘀，风痰上扰，疏肝解郁，能够和胃顺气，治憋气、短气等）		—	陈香玫枳 佛檀薤荔 木沉土乌 柿香青川 绿娑天大 九刀甘松	陈皮（橘核、橘络、橘叶、化橘红）、香橼、玫瑰花、枳实（枳壳） 佛手、檀香、薤白、荔枝核 木香、沉香、土木香、乌药 柿蒂、香附、青木香/青皮、川楝子 绿萼梅、娑罗子、天仙藤、大腹皮 九香虫、刀豆、甘松
消食药（积食腹胀）		—	山神鸡 鸡麦莱 谷隔阿魏	山楂、神曲、鸡内金 鸡矢藤、麦芽、莱菔子 谷芽（稻芽）、隔山消、阿魏

分类和功效		中药歌诀	药名
驱虫药（腹内虫扰）	—	苦鹤南榧	苦楝皮、鹤草芽／鹤虱、南瓜子、榧子
		槟榔君芜雷	槟榔、使君子、芜荑、雷丸
止血药（原指刀伤等古时冷兵器使人受伤，可用于现代人的皮肤创伤）	凉血止血药	大小地槐 侧根白 羊生紫丹	大蓟、小蓟、地榆、槐花（槐角） 侧柏叶、苎麻根、白茅根 羊蹄、生地、牡丹皮、紫草
	化瘀止血药（脑卒中）	三蒲茜花降香	三七、蒲黄、茜草、花蕊石、降香
	收敛止血药	白藕，仙血，棕紫（中止）	白及、藕节、仙鹤草、血余炭、棕榈炭、紫珠
	温经止血药		艾叶、灶心土、炮姜
活血化瘀药（冠心病、脑卒中性疾病）	活血止痛药 活血调经药	川穿水月	川芎、穿山甲、水蛭（蚂蟥）、月季花
		郁益王红 延姜乳没 牛赤丹桃 五灵鸡血化瘀 红凌，夏枫	郁金、益母草、王不留行、红花 延胡索、姜黄、乳香、没药 牛膝、赤芍、丹参、桃仁 五灵脂、鸡血藤 红花、凌霄花、夏天无、枫香脂
	活血疗伤药	马血土，自骨苏 儿茶刘寄奴，活血疗伤骨	马钱子、血竭、土鳖虫、自然铜、骨碎补、苏木 儿茶、刘寄奴
（接上）	破血消癥药	三水穿莪虻	三棱、水蛭、穿山甲、莪术、虻虫
		斑蝥破血郎	斑蝥

续表

分类和功效		中药歌诀	药名
化痰（止咳平喘化痰）	温化寒痰药	旋覆花、旋覆花半夏南星猫爪荚 三白寒痰化	旋覆花 半夏、天南星（胆南星）、猫爪草、皂荚 白芥子/白前/禹白附（关白附）
	清化热痰药	胖海瓜，桔昆海贝、二竹、天竺、黄前胡、瓦礞浮，热痰除	胖大海、海藻、瓜蒌、桔梗、昆布、海蛤壳、川贝母/浙贝母、竹茹/竹沥、天竺黄、黄药子、前胡、瓦楞子、礞石、海浮石
	止咳平喘药	白银苦、紫枇苏 百款马，洋金花 胡桑白，葶苈华 罗汉满，矮地茶	白果（银杏叶）、苦杏仁（甜杏仁）、枇杷叶、紫苏子 百部、款冬花、马兜铃、洋金花 胡颓子叶、桑白皮、葶苈子、华山参 罗汉果、满山红、矮地茶
安神药（夜不成寐等失眠及神志失常）	重镇安神药	朱磁龙琥	朱砂、磁石、龙骨（龙齿）、琥珀
	养心安神药	夜合琥草静柏首酸远灵	夜交藤、合欢皮、琥珀、缬草柏子仁、首乌藤、酸枣仁、远志、灵芝
平肝息风药（疏肝解痉，治头痛、抽筋等肝经风证）	平抑肝阳药	紫石珍牡 刺玳赭罗	紫贝齿、石决明、珍珠母、牡蛎（生蚝） 刺蒺藜、玳瑁、代赭石、罗布麻
	息风止痉药	天地全牛、僵羚蜈钩珍珠	天麻、地龙、全蝎、牛黄、僵蚕、羚羊角、蜈蚣、钩藤、珍珠

分类和功效		中药歌诀	药名
开窍药（神昏萎靡）		三香冰石蟾，芳香开窍丸	麝香、苏合香、安息香、冰片、石菖蒲、蟾酥
补虚药（阴虚、阳虚、气虚、血虚等虚弱无力）	补气药	四参黄白，白大山，蜜糖甘，刺棘红蓝	人参/西洋参/党参/太子参、黄芪、白术、白扁豆 大枣、山药、蜂蜜、饴糖、甘草、刺五加、沙棘、红景天、绞股蓝
	补阳药	鹿蛤冬补	鹿茸（鹿茸、鹿角、鹿角胶、鹿角霜）、蛤蚧、冬虫夏草、补骨脂
		菟肉仲断 灵羊益沙	菟丝子、肉苁蓉、杜仲、续断 灵芝、羊红膻/淫羊藿、益智仁、沙苑子
		紫马锁阳	紫河车/紫石英、海马、锁阳、阳起石
		巴狗核韭	巴戟天/胡芦巴、海狗肾、核桃仁、韭菜子
	补血药	当地白何阿楮	当归、熟地黄、白芍、何首乌、阿胶、楮实子
	补阴药	三子三参两冬旱百玉黑	枸杞子/女贞子/五味子、北沙参/南沙参/明党参、麦冬/天冬、墨旱莲、百合、玉竹、黑芝麻
		桑甲斛黄	桑椹、龟甲/鳖甲、石斛、黄精

续表

分类和功效		中药歌诀	药名
收涩药（出汗、咳嗽、尿床、遗精、白带多等）	固表止汗药	—	麻黄根、浮小麦、糯稻根须
	敛肺止咳药涩精止带涩肠止泻	石脂，肉豆，石诃子 五味五倍，乌罂粟	赤石脂、肉豆蔻、石榴皮、诃子 五味子、五倍子、乌梅、罂粟壳
	固精缩尿止带药	金海椿桑覆刺莲山鸡实	金樱子、海螵蛸、椿皮、桑螵蛸、覆盆子 刺猬皮、莲子（莲须、莲房、莲子心、荷叶、荷梗）、山茱萸、鸡冠花、芡实
涌吐药（催吐排毒）		—	常山、瓜蒂、胆矾
攻毒杀虫止痒药（皮肤瘙痒、疼痛等不适）		雄黄硫黄白矾床蟾酥樟脑大蒜房土木	雄黄、硫黄、白矾、蛇床子蟾酥、樟脑、大蒜、蜂房土荆皮、木鳖子
拔毒化腐生肌药（灭菌消炎生新皮）		升轻砒硼炉铅	升药、轻粉、砒石、硼砂、炉甘石、铅丹

以上栏目的中药比较常用，参考了北京中医药大学李兴广教授主编的《本草纲目：现代人必知的500种国药常识》以及其他相关书籍。

跋

　　《现代人看中药》是一本介绍中药的科普书籍，它是《现代人看中医》的姊妹篇。我们试图站在那些对中医中药虽然涉猎不深，但又很感兴趣的读者立场上，就他们可能提出的问题，对中药的分类进行新的编排和介绍。这种编排和介绍，对于中医和中药的传承没有背离，只是更多地考虑到现代读者对于西医知识的了解，言简意赅地做了对比，以便他们能够尽快地理解和接受中药知识。

　　人的一生离不开药。尤其上了岁数，身体各种机能衰退，语速慢了，反应迟钝了，不愿意听快节奏的音乐，身体的免疫系统、神经系统和内分泌系统等功能也都在走下坡路。有时需要常备一点药来对付易发的感冒和发炎等，同时也需要补充些矿物质，如钙片等。老年人日常吃的药有西药，也有中药。如果有了中药知识，有时候吃中药比西药还管用，而且不良反应少。还有人怕吃药，每天都要吃一把维生素来维持健康。维生素也是药。对于口腔内的溃疡等（潮湿型的），吃维生素 B_2 很管用。对于脚气、带状疱疹等（干燥型）皮疹，吃维生素 B_1 很管用。维生素 A 治疗眼干，维生素 E 抗病毒和抗衰老，这些都是老生常谈。现代人更应当吃一些益生菌，尤其吃那种高质量且能常温保质的乳酸菌更为管用，甚至可以替代许多维生素，如 B 族维生素等。乳酸菌从母亲的产道中与生俱来，如同中医的元气，需要不断补充。人体内的元气散了，乳酸菌没了，人的生命也就到了尽头。乳酸菌能最大限度地调动免疫系统，维持健康及预防各种老年症。与乳酸菌配套的，就是我们的传统中药。乳酸菌与中药都讲究体内平衡和共生。中药的主要功能就是维持体内的各种平衡，特别是只有阴阳平衡才能守正祛邪，疾病才不会上身。中医强调"正气存内，邪不可干""邪之所凑，其气必虚"，讲的就是这个道理。

本书是一种新的表达尝试，如果有什么疏漏和错误，还望读者们不吝赐教，我们在此表示衷心的感谢和敬意。

曹军　冯清

2021 年 7 月 19 日

中药索引

方剂索引

专有名词索引